オールカラー

キー装具と症例で理解する

ストーマ装具選択がサクサクできる本

監修
熊谷 英子
むらた日帰り外科手術・WOCクリニック
統括看護部長／皮膚・排泄ケア認定看護師

メディカ出版

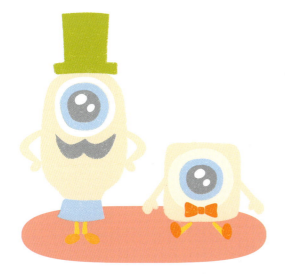

はじめに

　現在、日本で販売されているストーマ装具は、2,000種類以上に及びます。これらの装具の特徴を理解し、ストーマの局所条件にあった装具を選択することは並大抵のことではありません。しかしながら、これらの装具を網羅し、一人ひとりのストーマ保有者に合った適切な装具を選択することは、ストーマケアに携わる者にとって必要不可欠なことです。不適切な装具の選択は、便漏れや皮膚障害等を招き、ストーマ保有者の心身面にダメージを与え、生きる希望さえ失うことになります。反面、ストーマ保有者に合った適切な装具を選択することは、ストーマ保有者の安心・安楽・自信につながり、ストーマの受容の促進、QOLの向上につながります。適切な装具選択は、ストーマケアの醍醐味ともいえます。

　2008年、大村らは、日本ではじめての「ストーマ装具選択基準」を作成しました。この画期的なツールによって、ストーマの局所条件に合った装具選択が容易になりました。筆者もこのストーマ選択基準検討委員会のメンバーであったことから、できるだけ多くの医療者に活用してほしいと考え、その普及に努めてきました。

　2013年、このストーマ選択基準作成のために作成したストーマ装具分類にそって、ストーマ装具の種類や特徴、使用方法のコツを解説した消化器外科NURSING 2013年2月号特大特集「キー装具から知ろう！ ストーマ装具選択のための特徴はやわかり帳」（筆者プランニング）が発刊されました。この特集号は、刊行後、短期間で品切れになるなど、ストーマケアにかかわる看護者の「ストーマ装具選択」へのニーズの高さがうかがわれました。

　本書は、これらの要望に応え、上記の装具の特徴に加え管理時期ごとの使用方法がより簡単に理解できるよう、消化器外科NURSING 2014年2月号特集「管理時期別でまるわかり＆合併症が起こっても慌てない！ ストーマ装具選択のポイント」（消化器外科ナーシング編集部編）を併せて書籍化した、ストーマ装具選択のための待望の一冊です。

　書籍化にあたっては、2013年以降発売されたストーマ装具や、「ストーマ・排泄リハビリテーション学用語集 第3版」（日本ストーマ・排泄リハビリテーション学会編）にあわせ、執筆者の先生方に修正・加筆をお願いし、さらにバージョンアップした内容になっています。

　"ストーマ装具選択がサクサクできる"一冊として、明日からの実践の場で活用していただけることを願っております。

　最後に、書籍化にあたり内容の修正・加筆に御協力いただきました執筆者の方々、このような臨床の場に即した貴重な書籍を発行していただいたメディカ出版 消化器外科NURSINGの担当者の皆様に心より感謝申し上げます。

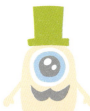

熊谷 英子
むらた日帰り外科手術・WOCクリニック
統括看護部長／皮膚・排泄ケア認定看護師

キー装具と症例で理解する
ストーマ装具選択がサクサクできる本

CONTENTS

はじめに ……………………………………………………… 3
監修・執筆者一覧 …………………………………………… 6

1章 ストーマ装具選択のための特徴はやわかり！

A	総論「ストーマ装具選択に必要な装具分類について」	8
B	システム	10
C-1	面板：面板の形状	18
C-2	面板：面板の構造	22
C-3	面板：面板の柔軟性	26
C-4	面板：皮膚保護剤の耐久性	32
	該当装具一覧	42
C-5	面板：ストーマ孔	48
D	面板機能補助具	55
E-1	フランジ：フランジの構造	60
E-2	フランジ：フランジの接合方式	64
F-1	ストーマ袋：ストーマ袋の構造	70
F-2	ストーマ袋：ストーマ袋の色	74
F-3	ストーマ袋：閉鎖具	80
1章	引用・参考文献一覧	86

監修

熊谷 英子
むらた日帰り外科手術・WOCクリニック
統括看護部長／皮膚・排泄ケア認定看護師

2章 ストーマ装具選択のポイント

- A 術直後の装具選択のポイント ……………………… 90
- B セルフケア指導時の装具選択のポイント ………… 102
- C 社会復帰後の装具選択のポイント ………………… 114
- D ストーマ合併症発生時の装具選択のポイント …… 130

分類別ストーマ装具索引 ………………………………… 149
INDEX …………………………………………………… 154
監修者略歴 ………………………………………………… 155

監修・執筆者一覧

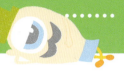

監修

熊谷英子（くまがい・えいこ）
むらた日帰り外科手術・WOCクリニック 統括看護部長／皮膚・排泄ケア認定看護師

執筆

1章

- **A** 　**熊谷英子**（くまがい・えいこ）●むらた日帰り外科手術・WOCクリニック 統括看護部長／
皮膚・排泄ケア認定看護師

- **B** 　**山本由利子**（やまもと・ゆりこ）●高松赤十字病院 看護部 看護係長 ETナース／皮膚・排泄ケア認定看護師

- **C-1、2** 　**秋山結美子**（あきやま・ゆみこ）●慶應義塾大学病院 看護部／皮膚・排泄ケア認定看護師

- **C-3、4** 　**品田ひとみ**（しなだ・ひとみ）●コンバテックジャパン株式会社 プロフェッショナルサービス室 室長 ETナース／
皮膚・排泄ケア認定看護師

- **該当装具一覧**

- **C-5** 　**大網さおり**（おおあみ・さおり）●独立行政法人 地域医療機能推進機構（JCHO）仙台南病院
医療安全（褥瘡対策）室 副看護師長／皮膚・排泄ケア認定看護師

- **D** 　**平良智恵美**（たいら・ちえみ）●琉球大学医学部附属病院 看護部 看護師長／皮膚・排泄ケア認定看護師

- **E** 　**二宮友子**（にのみや・ともこ）●東京慈恵会医科大学附属病院 看護部 主査／皮膚・排泄ケア認定看護師

- **F-1、2** 　**後藤真由美**（ごとう・まゆみ）●横浜市立大学附属病院 看護部／皮膚・排泄ケア認定看護師

- **F-3** 　**廣川友紀**（ひろかわ・ゆき）●株式会社エム・ビー・アイ オストミー事業部 学術担当／
皮膚・排泄ケア認定看護師

2章

- **A** 　**工藤礼子**（くどう・れいこ）●国立がん研究センター中央病院 看護部 副看護師長／皮膚・排泄ケア認定看護師

- **B** 　**山本由利子**（やまもと・ゆりこ）●高松赤十字病院 看護部 看護係長 ETナース／皮膚・排泄ケア認定看護師

- **C** 　**二宮友子**（にのみや・ともこ）●東京慈恵会医科大学附属病院 看護部 主査／皮膚・排泄ケア認定看護師

- **D** 　**立原敦美**（たちはら・あつみ）●独立行政法人 労働者健康安全機構 関西労災病院 看護部外来／
皮膚・排泄ケア認定看護師

1章
キー装具から知ろう！
ストーマ装具選択のための特徴はやわかり！

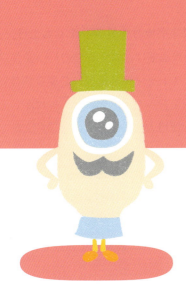

1章 キー装具から知ろう！
ストーマ装具選択のための特徴はやわかり！

A 総論

ストーマ装具選択に必要な装具分類について

熊谷英子（くまがい・えいこ）むらた日帰り外科手術・WOCクリニック 統括看護部長／
皮膚・排泄ケア認定看護師

　適正なストーマ装具の選択は、患者のQOLはもちろん患者の人生そのものに大きな影響を与えます。そのため、私たち看護師には、ストーマ装具個々の特徴を十分に理解したうえで、ストーマの局所条件や排泄物の性状、患者のセルフケア能力、経済性、好みなどの患者側の条件を瞬時にアセスメントし、患者に最も適切なストーマ装具を選択することが求められています。

　しかし、現実には、近年のストーマ装具の増加、多様化に伴い、ストーマ装具選択は非常に困難な状況にあります。また、ストーマの局所条件や患者条件に合わせた具体的な装具分類やツールが示されていなかったために、ストーマ装具選択は、長い間、看護師個々が持つ知識や経験に委ねられてきました。

　2005年大村は、これらの問題を打破すべく、「ストーマ装具選択基準検討委員会」を立ち上げ、2008年に「ストーマ装具選択基準」[1,4,5]を完成させました。この選択基準は、ストーマの局所条件を評価する「ストーマ・フィジカルアセスメントツール」[2,4,5]と、「ストーマ装具選択に必要な装具分類」[3,4,5]を基本構造とし、これらをもとにエキスパートが装具選択を行った121例のストーマケアの分析・結果から「ストーマ装具選択基準」を作成しました。詳細や使用方法については、参考文献を参照してください。

　ストーマに装着する装具[6]と定義され、基本的には面板とストーマ袋から構成されます。その分類にあたっては、ストーマの種類、固定法、形態、素材、管理時期などさまざまな分類がなされてきましたが、これまでストーマ装具選択のための装具分類の報告はありませんでした。そのような意味からも、今回作成したこの「ストーマ装具選択に必要な装具分類」[3,4,5]は、非常に画期的な分類であり、臨床での活用が大きく期待されるものです。

　装具分類にあたっては、ストーマ装具選択に必要なストーマ装具因子を抽出後、構造面よりシステム、面板、面板機能補助具、フランジ、ストーマ袋の5項目に分類し、国内で入手可能な膨大なストーマ装具を対象に、カタログ、製品の実測、目視より構造面・機能面の調査を行いました。この調査結果にエキスパートオピニオンを加え、「粘着性ストーマ装具の分類」[3,4,5]（**表1**）を作成しました。

（表1）粘着性ストーマ装具の分類

構造分類	亜分類	仕様
1. システム	1) 消化管用　尿路用	
	2) 単品系　二品系	
2. 面板	1) 面板の形状	平板　凸型（浅い、中間、深い）
	2) 面板の構造	全面皮膚保護剤　外周テープ付き　テーパーエッジ
	3) 面板の柔軟性	柔らかい　硬い
	4) 皮膚保護剤の耐久性	短期用　中期用　長期用
	5) ストーマ孔	既製孔　自由開孔　自在孔
3. 面板機能補助具	1) 補助具（アクセサリー）	
	2) ベルト連結部	ベルト使用あり・なし
4. フランジ	1) フランジの構造	固定型　浮動型
	2) 嵌合方式	嵌合式　ロック式　粘着式
5. ストーマ袋	1) ストーマ袋の構造	閉鎖型　開放型　尿路用
	2) ストーマ袋の色	透明　半透明　肌色　白色
	3) 閉鎖具	付帯型　固有閉鎖型　その他

(文献3より引用)

メモ　＊変更となった代表的な用語

以前の用語	⇒	新しくなった用語
平板	⇒	平面型
凸面	⇒	凸面型
ベルト連結部	⇒	ベルトタブ
嵌合部	⇒	二品系接合部
嵌合方式	⇒	接合方式

以前の用語	⇒	新しくなった用語
嵌合式	⇒	嵌め込み式
閉鎖具	⇒	排出口閉鎖具
付帯型	⇒	閉鎖具一体型
固有閉鎖具	⇒	閉鎖具分離型の排出口閉鎖具

　本書で学んだストーマ装具の知識をすぐに実践の装具選択に生かせるよう、解説にあたっては、ストーマ装具選択基準検討委員会の「装具グループ」のメンバーを中心に、臨床で活躍する経験豊富な皮膚・排泄ケア認定看護師にお願いすることで、より専門的で具体的かつ実践的な内容になっています。

　なお、2015年2月にストーマ・排泄リハビリテーション学用語集 第3版[7]が発行され、ストーマ装具の名称が一部変更となりました。変更された代表的な用語をメモに示しました。詳細については各項を参照してください。

　今日から使える「ストーマ装具選択がサクサクできる」1冊として臨床で広く活用していただくことを心より願っています。

1章 キー装具から知ろう！
ストーマ装具選択のための特徴はやわかり！

B システム

1 消化管用のストーマ装具

山本由利子（やまもと・ゆりこ）高松赤十字病院 看護部 看護係長 ET ナース／皮膚・排泄ケア認定看護師

消化管用のストーマ装具は…

特徴

- 消化管用には、結腸ストーマ用と回腸ストーマ用がある。
- 結腸ストーマ用は固形便を出しやすいようにストーマ袋の排出口が広い。
- 回腸ストーマ用は食物残渣の混じった水様便を出しやすいように、ストーマ袋の排出口が大きい管状になっている。
- 排ガスを消臭して袋から排出するために、脱臭フィルター付きのものがある。
- 尿路用と比較して面板の孔を大きく切ることができる。自由開孔は最大 50～70mm が多く、既製孔は最大 35～50mm が多い。

キー装具

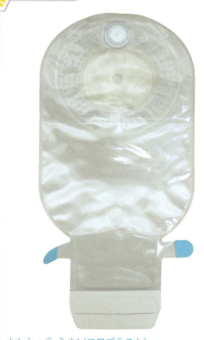

センシュラ ミオ1（コロプラスト）

装具選択のヒント

適している状況
- 消化管用は、消化管ストーマに使用する。
- 消化管用は水様便～固形便をためることができる。

適さない状況
- 消化管用は、尿路感染防止機能がないため尿路ストーマには使用しない。
- 結腸ストーマ用は袋の容量が少ないため多量の水様便に対応できない。その場合は、回腸ストーマ用のほうが適している。

メリット
- 尿路用と比較して安価。
- 尿路用と比較して選択できる製品群が多い。

キー装具以外の消化管用のストーマ装具

ニューイメージSFF（ホリスター）
ニューイメージロックンロール（ホリスター）

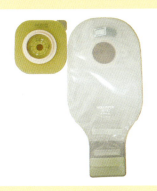

- 二品系で、面板は貼付したままストーマ袋が取り換えられる。
- 単品系と同様にさまざまなストーマに適している。
- 排出口は閉鎖具一体型で、下から上に巻き上げて、上からフラップを被せる方法。

ノバ1 マキシフォールドアップ（ダンサック）

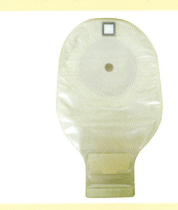

- 単品系の自由開孔で、有効径が90mmと大きなストーマに適している。
- 汎用されている装具のなかでは最大の有効径。
- 皮膚保護剤の種類も排出口が閉鎖具一体型であることも、同じシリーズのものと同じで、操作がわかりやすい。

イレファイン®・Dキャップ（アルケア）

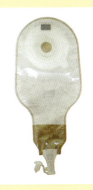

- 単品系の回腸ストーマ用装具で、水様便の多い回腸ストーマに適している。
- アルカリ性の高い便から皮膚を保護する高緩衝能のある皮膚保護剤と、水様便の逆流を防ぐ逆流防止弁が付いている。
- 排出口は広い管状で床用蓄尿袋にダイレクトに接続できる。

エスティーム®クローズパウチ（コンバテック）

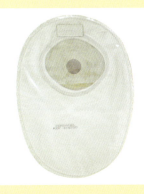

- 単品系の閉鎖型装具。
- 固形便で排便が1日に1回程度の場合、装具交換が比較的負担なくできる患者に適している。
- 便がたまるたびに新しい袋にするため、便付着を気にする場合に適している。
- 交換が頻回になると、剥離刺激で皮膚障害を起こすことがある。

1章 キー装具から知ろう！
ストーマ装具選択のための特徴はやわかり！

B システム

2 尿路用のストーマ装具

山本由利子（やまもと・ゆりこ）高松赤十字病院 看護部 看護係長 ET ナース／皮膚・排泄ケア認定看護師

尿路用のストーマ装具は…

特徴

- 尿路用は尿を出しやすいように排出口が細い管状。
- 尿路用は、袋の下にたまった尿が再度ストーマ孔に付着して逆行性感染を起こさないように、逆流防止弁がストーマ袋に付いている。
- 尿の異常がわかるように透明な袋が多い。
- 排出口の操作方法、接続管はメーカーによって異なる。
- 蓄尿時の袋の膨らみ方はメーカー・種類によって異なる。
- 容量の大きい床用蓄尿袋や脚用蓄尿袋に接続できる。
- 消化管用と比較して皮膚保護剤の耐久性が高い。

キー装具

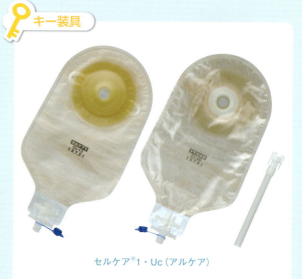

セルケア®1・Uc（アルケア）

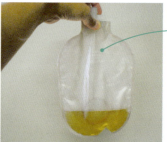

袋を逆さまにしても漏れない

装具選択のヒント

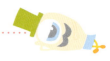

適している状況
- 尿路用は、尿路ストーマに使用する。
- 尿路用は、食物残渣のない水様便の場合にも使用できる。

適さない状況
- 尿路用は、排泄物が水様でない場合は使用できない。

デメリット
- 消化管用と比較して高価。
- 消化管用と比較して、単品系の場合は既製孔のサイズの大きなものが少ない。

キー装具以外の尿路用のストーマ装具

センシュラ ミオ2 プレートライト（コロプラスト）
センシュラ ミオ2 ウロ（コロプラスト）

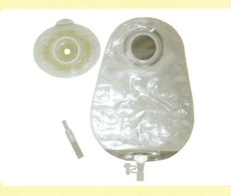

- 二品系で浅い凸面型の面板。
- 耐久性の高い膨潤タイプの透明な皮膚保護剤は、尿で白く膨潤する範囲や皮膚の変化が視認できる。
- 二品系はカテーテル留置の場合に操作しやすい。
- ストーマ袋の膨らみ方が均等になるように、仕切り構造になっている。
- 排出口は5連リングのねじ込み式で、操作がわかりやすい。

モデルマフレックスFTウロ（ホリスター）

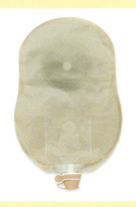

- 単品系で平面型、柔らかく耐久性の高い膨潤タイプの皮膚保護剤。
- 外周部の密着性を高めるため、外周部にテープが付いており、腹壁が硬い場合に適している。
- 面板が平面型のため、ストーマに高さのある回腸導管の場合に適している。
- 排出口は回転式タップ。

アクティブライフ®ウロストミーパウチ（コンバテック）

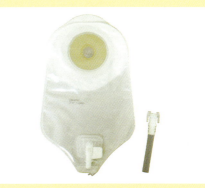

- 単品系で浅く広い凸面型、膨潤タイプの皮膚保護剤。
- 凸面が幅広いため違和感が少ない。
- 外周部にテープが付いているので、端から剥がれにくい。
- 排出口は回転式タップとキャップの2重ロックで、閉め忘れによる漏れがない。

1章 キー装具から知ろう！
ストーマ装具選択のための特徴はやわかり！

B　システム

3　単品系のストーマ装具

山本由利子（やまもと・ゆりこ）高松赤十字病院 看護部 看護係長 ETナース／皮膚・排泄ケア認定看護師

単品系のストーマ装具は…

特徴
- 面板とストーマ袋が一体になっている。
- 接合部がないため、面板が柔軟である（凸面型を除く）。

 キー装具

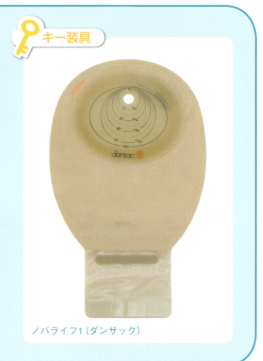

ノバライフ1（ダンサック）

装具選択のヒント

適している状況
- 接合する手間がないことから、なるべく簡単に装具交換をしたい場合に適している。
- 平面型の場合は面板が柔らかいため、硬い腹壁や湾曲した部分に密着しやすいので適している。

適さない状況
- カテーテルが留置されている場合は、操作が煩雑になるため適していない。
- 1日に何度もストーマ袋を交換する場合は、剥離刺激が加わるので適していない。

メリット
- 接合部がないのでそこから外れる心配がない。
- 接合部のかさばりがなく薄いので、服の上から目立ちにくい。
- 同タイプの面板なら二品系に比べて安価。

デメリット
- 面板の貼付期間中にストーマ袋だけを交換することはできない。
- 自由開孔の場合、面板に穴を開けるときにストーマ袋を損傷する可能性がある。
- 袋が不透明の場合、貼付位置がずれる可能性がある。

キー装具以外の単品系のストーマ装具

エスティーム® インビジクローズ® ドレインパウチCVX（コンバテック）

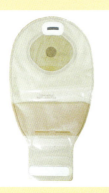

- 消化管用の平面型で、面板が柔らかい全面皮膚保護剤。薄い皮膚保護剤だが、比較的耐久性があり、硬い腹壁やしわに密着する。
- 排出口は閉鎖具一体型で巻き上げ部分が長め。
- 閉鎖具部分が体に当たって不快にならないように、袋の下に付いている不織布のカバーを折り返して排出口を覆うことができる。

モデルマフレックスFT凸面ウロ（ホリスター）

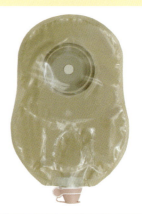

- 尿路用の凸面型で、面板が硬く耐久性のある膨潤タイプの皮膚保護剤。
- 外周テープ付きで、外周部からの剥がれが少ない。
- 平坦なストーマや柔らかい腹壁、浅いしわのある場合に適している。

ユーケアー®・TD（アルケア）

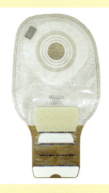

- 消化管用の平面型で、面板が柔らかい全面皮膚保護剤。
- 既製孔のサイズが5mm刻みで最大50mmまでであり、大きなストーマにも適応する。
- 排出口は閉鎖具一体型。
- 同タイプの消化管用の単品系のなかでは安価。

センシュラ ミオ1 ウロライト（コロプラスト）

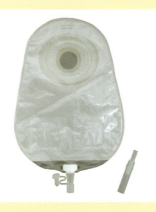

- 尿路用で凸面型の高さが6mmと高くストーマ周囲をしっかり押さえるため、柔らかい腹壁には面板の密着性が高い。
- 自由開孔と既製孔があり、既製孔のサイズは15〜28mmまででおよそ3mm刻み。

1章 キー装具から知ろう！
ストーマ装具選択のための特徴はやわかり！

B システム

4 二品系のストーマ装具

山本由利子（やまもと・ゆりこ）高松赤十字病院 看護部 看護係長 ET ナース／皮膚・排泄ケア認定看護師

二品系のストーマ装具は…

特徴
- 面板とストーマ袋が分離している。
- 接合部があるため、単品系と比べて面板が硬い。

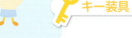

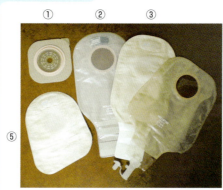

①ニューイメージFTF
②ニューイメージロックンロール
③ニューイメージロックンロール肌
④ニューイメージイレオストミーパウチ
⑤ニューイメージミニクローズ
（①～⑤：ホリスター）

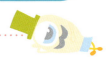

装具選択のヒント

適している状況
- 1日に何度もストーマ袋を交換する場合や、状況によってストーマ袋の種類を変更したい人に適している。
- 固定型の接合部の場合は、フランジ内側の面板が安定するため、浅いしわや柔らかい腹壁に密着しやすいので適している。
- カテーテルが留置されている場合は、面板に先に通すことができ操作しやすくなるため適している。

適さない状況
- 接合する手技ができない場合や、本人にとって負担になる場合は適してない。

メリット
- 面板貼付期間にストーマ袋のみを交換することができる。
- 面板を貼付したままストーマ袋を外してストーマを観察できる。
- ストーマを直視しながら貼付できるので、貼付位置がずれにくい。
- 面板に穴を開けるときにストーマ袋を損傷することはない。

デメリット
- 接合部があるのでそこから外れる可能性がある。
- 接合部のかさばりがあるため、単品系と比べて服の上から目立つ可能性がある。
- 同タイプの面板なら単品系に比べて高価。

1章 キー装具から知ろう！
ストーマ装具選択のための特徴はやわかり！

キー装具以外の二品系のストーマ装具

⑥デュラヘーシブ®ナチュラ M フランジ
⑦バリケア®ナチュラ インジビクローズ®
　ドレインパウチ（⑥⑦：コンバテック）

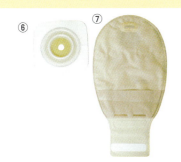

- 面板とストーマ袋を、タッパーウェア®のように押して接合する二品系のストーマ装具。
- 面板の皮膚保護剤の耐久性が高く、ストーマサイズに合わせて面板の孔を指で広げる自在孔のタイプ。ハサミを使わないので形状のいびつなストーマにも合わせやすい。

⑧センシュラフレックスプレート
⑨センシュラフレックスバッグ
⑩センシュラフレックスミニ
　（⑧～⑩：コロプラスト）

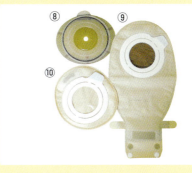

- 面板とストーマ袋を粘着剤で接合する二品系のストーマ装具。
- 接合したら単品系のようになり、面板の柔軟性が保たれ、かさばらないため目立ちにくい。
- 接合時にしわがよったり、ずれたりしないように貼付面が二重のリング状になっている。
- 排出物が水様の場合は、排出されるタイミングを図る必要がある。

⑪セルケア®2・F　　⑫セルケア®2・TDf
⑬セルケア®2・Cf　　⑭セルケア®2・BC
（⑪～⑭：アルケア）

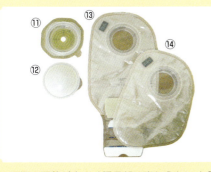

- 面板の面積が小さく腸骨部に当たらないように1カ所の角が取れている形状のため、面板にしわがよりにくく密着しやすい。
- ほかの製品と同様にさまざまなストーマ袋が選択できるが、入浴用の「⑭セルケア®2・BC」がほかの入浴用製品よりも小さくドーム状のため、目立ちにくい。

1章A ストーマ装具選択に必要な分類について
1章B システム
1章C 面板
1章D 面板機能補助具
1章E フランジ
1章F ストーマ袋

1章 キー装具から知ろう！
ストーマ装具選択のための特徴はやわかり！

C-1 面板：面板の形状

5 平面型面板の装具

秋山結美子（あきやま・ゆみこ）慶應義塾大学病院 看護部／皮膚・排泄ケア認定看護師

平面型面板の装具は…

特徴

- 面板が平面の装具であり、ストーマとその周囲に問題がなければ第一選択となる。
- ストーマ周囲が山型の場合、あるいはストーマ周囲が平坦かつストーマに高さがある場合に向いている。
- ストーマに高さがない場合でも、ストーマ周囲が平坦で、排泄物が有形であれば選択される。
- ストーマ周囲が陥没している場合はあまり向かないが、ストーマに高さがある場合にはアクセサリーを併用して選択されることもある。

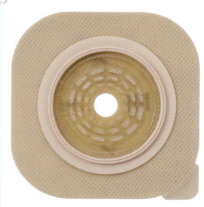

ニューイメージ（ホリスター）

装具選択のヒント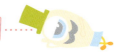

メリット
- 腹部に対する圧迫が少ない。
- 単品系の平面型面板は柔らかいものが多く、違和感が少ない。
- 凸面型面板と比べ安価。

デメリット
- 単品系の平面型面板の場合、ほとんどベルトタブがない。

キー装具以外の平面型装具

フレキシマ® アクティブ Midi（ビー・ブラウン）

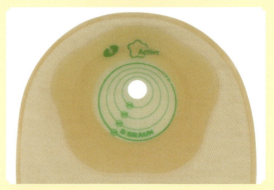

- 面板外周部の形状を花びら状にして腹部にそいやすくしている。

C-1 面板：面板の形状

6 凸面型面板の装具

秋山結美子（あきやま・ゆみこ）慶應義塾大学病院 看護部／皮膚・排泄ケア認定看護師

凸面型面板の装具は…

特徴
- 面板が平らではなく凸状のもの。
- 凸型嵌め込み具を面板フランジの内側に嵌め込むものと、装具に内蔵されているものがあるが、現在はほとんどが凸型嵌め込み具が装具に内蔵された状態になっている。
- 凸の高さは3～13mmであり、形状や硬さは各製品によってさまざまである。最近では柔らかい凸面型装具も増えてきている。
- 既製孔の装具では面板がストーマ孔周囲を押さえやすいが、自由開孔のものはストーマ近接部の押さえが利きにくい部位がある。
- 面板を押さえるのに、ベルトが使用できると効果的である。
- 皮膚保護剤の厚さで面板が凸型となっているものは、凸面型面板には分類されない。

装具選択のヒント

適さない状況
- ストーマ周囲が山型で、腹壁が硬い場合は向いていないことが多い。

適している状況
- ストーマ周囲が山型以外で、ストーマに高さがない場合に適している。
- ストーマに高さがある場合でも、ストーマに連結する深いしわがあったり、ストーマ周囲に陥没やくぼみなどの皮膚の不整があったりする場合などに適している。
- 排泄物が水様の場合に適している。

メリット
- ストーマ近接部の密着性が得られやすい。
- 凸面型面板を使用することで、ストーマに高さが出ることがある。

デメリット
- 皮膚への過度な圧迫が生じることがある。
- 面板が硬く違和感が強いものが多い。
- 壊疽性膿皮症の誘因になることがある。
- 凸の種類が多いため、特徴を知り選択することが難しい。
- 平面型装具に比べ高価である。

1章 キー装具から知ろう！
ストーマ装具選択のための特徴はやわかり！

面板が凸型に分類される装具

浅い凸

イレファイン®（アルケア）

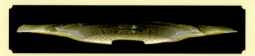

- 3mmの高さで、最も低い。 ●自由開孔。

プロケアー®（アルケア）　　**セルケア®（アルケア）**

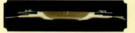 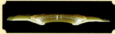

ユーケアー®2（アルケア）

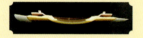

- 4mmの高さで、凸の角度などの形状は同シリーズでどのサイズでも同じである。
- 既製孔。

フレキシマ®（ビー・ブラウン）

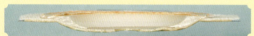

- 4mmの高さで、自由開孔。

モデルマフレックス凸面（ホリスター）
ニューイメージ凸面（ホリスター）

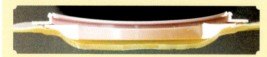

- 4.16mmの高さで、凸の角度などの形状はどのサイズでも同じである。
- 既製孔、自由開孔。

やわぴた（ホリスター）

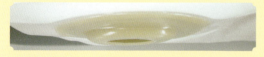

- 6mmの高さで、凸の角度などの形状はどのサイズも同じである。
- やわらかい凸。 ●既製孔、自由開孔。

中間の凸

アシュラ セルフプレート LC（コロプラスト）

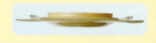

センシュラ1プラス（コロプラスト）

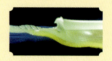

- 5mmの高さで、凸の角度などの形状はどのサイズでも同じである。
- 既製孔、自由開孔。

ユーケアー®1（アルケア）

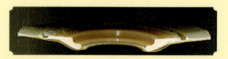

- 6mmの高さで、凸の角度などの形状はどのサイズでも同じである。
- 既製孔。

コンベックス リング（ダンサック）
ノバライフ コンベックス（ダンサック）
ノバライフ フィット（ダンサック）

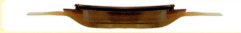

- 6mmの高さで、凸の角度などの形状はどのサイズでも同じである。
- ノバライフ1フィットはやわらかい凸。
- 既製孔、自由開孔。

センシュラ ミオ1 ライト（コロプラスト）
センシュラ ミオ1 ソフト（コロプラスト）

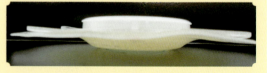

- 6mmの高さで凸の角度などの形状はどのサイズでも同じである。
- ライトは既製孔と自由開孔がある。
- ソフトは自由開孔でやわらかい凸がある。

1章 キー装具から知ろう！
ストーマ装具選択のための特徴はやわかり！

> 深い凸

アシュラ コンフォートコンベックス（コロプラスト）
アシュラ セルフプレート AC（コロプラスト）

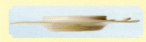

- 7mmの高さで、凸の角度などの形状はどのサイズでも同じである。
- 既製孔、自由開孔。

フレキシマ® 3S ベースプレート コンベックス（ビー・ブラウン）

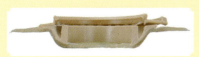

- 6mmの高さで、凸の高さなどの形状はどのサイズでも同じである。

センシュラ ミオ1 ディープ（コロプラスト）

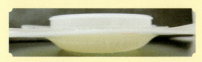

- 9mmの高さで、凸の角度などの形状はどのサイズでも同じである。
- 既製孔、自由開孔。

アクティブライフ®ドレインパウチCD（コンバテック）
デュラヘーシブ®ナチュラCフランジ（コンバテック）

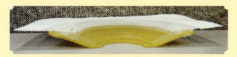

- 8〜8.7mmの高さ。凸の高さも角度も既製孔のサイズによって異なり、既製孔のサイズが小さいほど、高さも角度も低く、既製孔のサイズが大きいほど高さも角度も高い。

デュラヘーシブ®ナチュラMCフランジ（コンバテック）

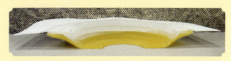

- フランジサイズ45は9mmの高さ、フランジサイズ57は10.5mmの高さで自在孔。

面板が凸面型に分類される装具

● 既製孔（プレカット）　　― 自由開孔または自在孔

単品系消化管用下部開放型（イレオストミー用除く）

mm	12	13	14	15	16	17	18	19	20	21	22	23	24	25	26	27	28	29	30	31	32	33	34	35	36	37	38	39	40	41	42	43	44	45	46	47	48	49	50	
アルケア																									●														●	(〜70)
コンバテック							●			●			●		●		●				●				●				●					●						
コロプラスト	―	―	―	―	―	―	―	―	●	●		●		●		●		●	●		●		●		●		●		●					●			―	―		
ダンサック								●			●				●				●								●							●		―	―	―	―	(〜59)
ビー・ブラウン	―	―	―	―	―	―	―	―	●		●		●		●																									
ホリスター	―	―	―	―	―	―	―	―	―	―	●		●		●		●		●		●		●		●		●												●	(〜55)

単品系尿路用

mm	12	13	14	15	16	17	18	19	20	21	22	23	24	25	26	27	28	29	30	31	32	33	34	35	36	37	38	39	40	
アルケア					●		●		●		●										●									
コンバテック		●			●			●						●			●				●									
コロプラスト	―	―	―	―	―	―	―	―	●		●		●		●		●		●		●		●		●		―	―	―	(〜50)
ダンサック											●			●			●				●									
ビー・ブラウン	―	―	―	―	―	―	―	―	●		●		●		●															
ホリスター	―	―	―	―	―	―	―	―	―	―	●		●		●		●		●		●		●		●					

二品系面板

mm	10	11	12	13	14	15	16	17	18	19	20	21	22	23	24	25	26	27	28	29	30	31	32	33	34	35	36	37	38	39	40	41	42	43	44	45	46	47	48	49	50	51	
アルケア				●			●		●		●		●			●			●				●				●				●					●							
コンバテック	―	―	―	―	―		●		●		●		●		●		●		●		●		●		●		●		●		●		●		●		●						
コロプラスト	―	―	―	―	―	―	―	●		●		●		●		●		●		●		●		●		●		●		●		●		●		―	―	―	―	―	(〜56)
ダンサック									●			●			●			●				●				●				●				●		―	―	―	―	―	―	(〜60)
ビー・ブラウン	―	―	―	―	―	―	―	―	●		●		●		●		●																									
ホリスター	―	―	―	―	―	―	―	―	―	●		●		●		●		●		●		●		●		●		●		●					●							

1章A ストーマ装具選択に必要な分類について
1章B システム
1章C 面板
1章D 面板機能補助具
1章E フランジ
1章F ストーマ袋

1章 キー装具から知ろう！
ストーマ装具選択のための特徴はやわかり！

C-2 面板：面板の構造

7 全面皮膚保護剤の面板・テーパーエッジ型の面板

秋山結美子（あきやま・ゆみこ）慶應義塾大学病院 看護部／皮膚・排泄ケア認定看護師

全面皮膚保護剤の面板・テーパーエッジ型の面板は…

特徴
- 面板の全面が皮膚保護剤のもの。
- そのなかで、外周部の厚みを薄くして皮膚に追従しやすくしたもの（先薄型）を、テーパーエッジとよんでいる。

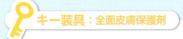

キー装具：全面皮膚保護剤　　キー装具：テーパーエッジ

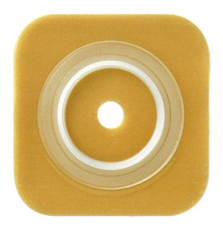

バリケア®ナチュラ フランジ（コンバテック）
- 皮膚保護剤の厚さが均一。

ノバ（ダンサック）
- テーパーエッジ。外周に向けて徐々に皮膚保護剤の厚みが薄くなる。

装具選択のヒント

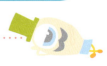

適さない状況
- 皮膚保護剤の厚みが一定のものは、ストーマ周囲が山型の場合、腹部に沿いにくく適していないことが多い。

適している状況
- 粘着テープでスキントラブルを起こす場合に適している。

キー装具以外のテーパーエッジの面板

ユーケアー®2・F（アルケア）

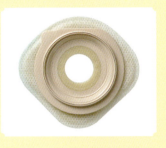

セルケア®2・F（アルケア）

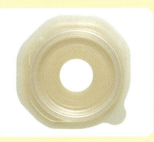

- テーパーエッジ。
- 外周に向けて徐々に皮膚保護剤の厚みが薄くなる。

センシュラ2（コロプラスト）

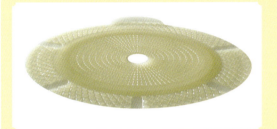

センシュラ ミオ（コロプラスト）

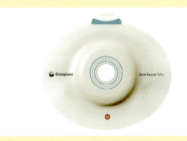

- 皮膚の皮溝を参考に格子状に凹凸を付け、5カ所にスリットを入れたもの。
- 面板に伸縮性がありテーパーエッジ。

全面皮膚保護剤の面板に分類される面板

モデルマフレックスSF（ホリスター）

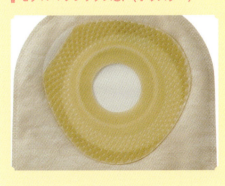

- 面板の外周部に多数の小さいくぼみ（エアスペース）を作ることで、皮膚と皮膚保護剤の間に空間をつくっている。
- このエアスペースによって、装具交換のたびに接着の場所が変わることで、閉塞環境や剥離刺激による皮膚の負担を軽減する。

1章 キー装具から知ろう！
ストーマ装具選択のための特徴はやわかり！

C-2 面板：面板の構造

8 外周テープ付き面板

秋山結美子（あきやま・ゆみこ）慶應義塾大学病院 看護部／皮膚・排泄ケア認定看護師

外周テープ付き面板は…

特徴

- 皮膚保護剤の外周に（アクリル系の）粘着テープが付いた装具。
- 粘着テープが皮膚保護剤に比べ薄いため、ストーマ周囲に凹凸のある場合でも面板が密着し、皮膚の動きに追従しやすく、面板の厚みで辺縁が引っ掛かることがない。
- テープ部は、皮膚保護剤と異なり、通気性があるが吸水性や緩衝作用などの皮膚保護作用はなく、まれにテープ部に皮膚トラブルが起こることがある。テープによる皮膚トラブルは剥離刺激による発赤とは異なるため、十分にアセスメントする必要がある。

キー装具

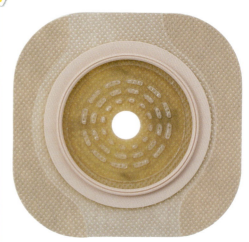

ニューイメージFWFテープ付き（ホリスター）
■通気性が高く伸縮性があり、より皮膚に追従しやすい。

装具選択のヒント

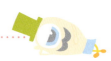

適している状況

- ストーマ周囲が山型の場合や、傍ストーマヘルニアの場合でも、皮膚に追従しやすく適している。
- 面板の周囲をテープで補強する人に適している。

キー装具以外の外周テープ付き面板

バリケア®ナチュラ ハイドロフランジ（コンバテック）

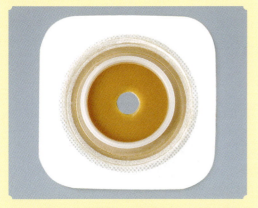

- テープの部分にも薄く皮膚保護剤が使用されている。
- 粘着テープでスキントラブルを起こす場合でも使用しやすいが、入浴時にやや剥がれやすい。

カラヤ5（ホリスター）

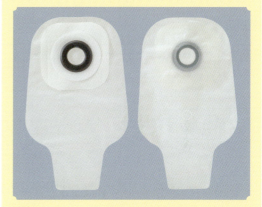

- メッシュ状になっており、より皮膚に追従しやすい。

プロケアー®2・FA（アルケア）

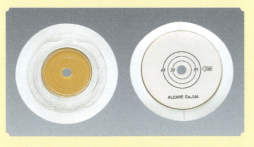

- テープに伸縮性があり、より皮膚に追従しやすい。

25

1章 キー装具から知ろう！
ストーマ装具選択のための特徴はやわかり！

C-3 面板：面板の柔軟性

9 面板が柔らかい装具

品田ひとみ（しなだ・ひとみ）コンバテックジャパン株式会社 プロフェッショナルサービス室 室長
ETナース／皮膚・排泄ケア認定看護師

面板の柔軟性

面板の柔軟性は面板の構造、形状、サイズ、辺縁型式、開孔方式、バッキングフィルムの硬さ、皮膚保護剤の成分や厚さによって異なり、また凸面型装具では硬さ、凸度の形状や角度、二品系装具では面板の接合方式で異なります。

面板が柔らかい装具は…

特徴

- 柔らかい面板は面板バッキングフィルムが柔らかく、皮膚保護剤は薄いため、耐久性はない。主に該当する製品としては、凸面型装具以外の単品系平面型装具。
- 面板に柔軟性があるため、腹壁に追従しやすく皮膚にぴったりと面板を密着させることができる。軽くて装着感は良いが、装着日数を経るに従い、体動によって面板にもしわができやすく、装具の辺縁部はしっかり密着していても、ストーマ基部と皮膚保護剤との間隙ができやすくなる。このため長期の装具装着はできない。
- 柔らかい面板の適応は、結腸ストーマ（有形便）、ストーマ周囲皮膚が山型、ストーマサイズが大きい（表1）。

（表1）軟らかい面板の適応例

①結腸ストーマ（有形便）
②ストーマ周囲皮膚が山型（例：肥満や傍ストーマヘルニアなどにより腹壁が突出している）
③ストーマサイズが35mm以上ある
④ストーマ装具を装着するのに必要な皮膚の面積を確保できない
　　（例：ストーマと創が近接している。ストーマとストーマが近接している）
⑤装具装着に必要な安定面を確保できない（例：ストーマが肋骨弓や腸骨棘に近接している）
⑥ストーマ周囲皮膚に皮膚の深い段差がある
　　（例：腹部の脂肪がストーマの上にかかり、深いしわがある）
⑦ストーマ周囲合併症によって、ストーマ粘膜を損傷する恐れがある
　　（例：ストーマ脱出、傍ストーマヘルニアなどストーマサイズが変化する）

装具選択のヒント

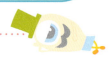

メリット
- 皮膚によく密着する。
- 軽くて、装着感が良い。
- 体型やストーマの位置に左右されない。
- 短期交換ができる。

デメリット
- 装具による腹壁の固定ができない。
- 柔らかい腹壁では排泄物が漏れやすい。
- 装具にしわができやすい。
- 耐久性に欠ける。

面板が柔らかい装具

センシュラ ミオ1（コロプラスト）

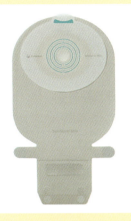

- 単品系（面板の形状：平面型、楕円形）
- 全面CPBS系皮膚保護剤
- 伸縮性がある皮膚保護剤で体型にフィット
- 最大有効径：横径55mm×縦径55mm
- 貼付期間の目安：1〜4日

モデルマフレックス SF ロックンロール（ホリスター）

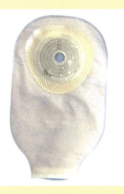

- 単品系（面板の形状：平面型、逆三角形）
- CPFB系皮膚保護剤（コットンファイバー配合）
- 皮膚保護剤にくぼみをつけたエアスペースで皮膚刺激を軽減
- 最大有効径：55mm
- 貼付期間の目安：1〜4日

エスティーム® インビジクローズ® ドレインパウチ（コンバテック）

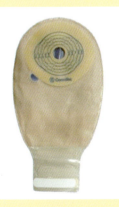

- 単品系（面板の形状：平面型、楕円形）
- CPB系皮膚保護剤（ミネラルオイル配合）
- 皮膚保護剤は皮膚にやさしいバリケア®を採用
- 最大有効径：横径80mm×縦径70mm
- 貼付期間の目安：1〜3日

ノバライフ1（ダンサック）

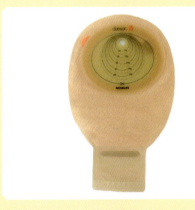

- 単品系（面板の形状：平面型、楕円形）
- 全面CPFB系皮膚保護剤（コットンファイバー配合）
- 上部にスターターホール
- 最大有効径：横径90mm×縦径70mm
- 貼付期間の目安：1〜3日

1章 キー装具から知ろう！
ストーマ装具選択のための特徴はやわかり！

C-3　面板：面板の柔軟性

10 面板がやや硬い装具

品田ひとみ（しなだ・ひとみ）コンバテックジャパン株式会社 プロフェッショナルサービス室 室長
ETナース／皮膚・排泄ケア認定看護師

面板がやや硬い装具は…

特徴

- やや硬い面板は、柔らかい面板と硬い面板の中間の硬さで柔軟性がある。硬い面板ではストーマ周囲皮膚の安定面が得にくかったり、突出した腹壁や肋骨弓に近いストーマで皮膚保護剤の耐久性を必要とする場合に適応（表1）。
- やや硬い面板は柔らかい面板の皮膚保護剤より保護剤が厚いため、耐久性がある。
- 単品系平面型装具や、粘着式や浮動型の二品系装具が該当。
- 二品系浮動型装具では腹圧をかけずにストーマ袋を装着できる。

（表1）やや硬い面板の適応例

①結腸ストーマ、回腸ストーマ
②ストーマ周囲皮膚が山型（例：肥満や傍ストーマヘルニアなどにより腹壁が突出している）
③装具装着に必要な安定面を確保できない（例：ストーマが肋骨弓や腸骨棘に近接している）
④面板はそのままでストーマ袋のみの交換が必要

装具選択のヒント

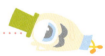

メリット
- ストーマ袋を交換できる。
- ストーマを直視して貼付ができる。
- 腹圧をかけずに装着ができる。

デメリット
- 装具による腹壁の固定が弱い。
- 着衣の上から装具の形が目立つ。
- 接合が不十分な場合はストーマ袋が外れる。

面板がやや硬い装具

■ エスティーム シナジー®ハイドロウェハー（コンバテック）

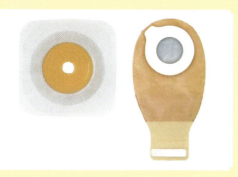

- 二品系：浮動型粘着式の装具
- 面板の形状：平面型、四角形
- CPB 系皮膚保護剤
- 皮膚保護剤は皮膚にやさしいバリケア®を採用
- 最大有効径：横径 61mm ×縦径 61mm
- 貼付期間の目安：2～5 日

■ センシュラフレックス プレート（コロプラスト）

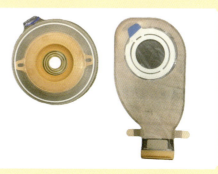

- 二品系：浮動型粘着式の装具
- 面板の形状：平面型、楕円形
- CPBS/CBS 系皮膚保護剤（粘着層は CPBS 系、上層は CBS 系）
- 腹圧をかけない
- 最大有効径：33～88mm（面板サイズによって異なる）
- 貼付期間の目安：1～4 日

■ ニューイメージFWFテープ付（ホリスター）

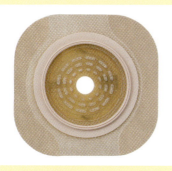

- 二品系：浮動型嵌め込み式の装具
- 面板の形状：平面型、四角形
- CPBE 系皮膚保護剤（E ＝エチレンビニールアセテート配合）
- ガンマ線を照射し、PIV と EVA に化学的結合を起こし、強くて柔軟なネットワークを形成
- 最大有効径：32～89mm（面板サイズによって異なる）
- 貼付期間の目安：3～5 日

■ ノバライフ2 リング（ダンサック）

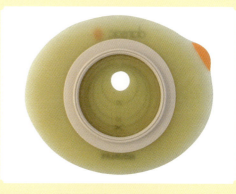

- 二品系：浮動型嵌め込み式の装具
- 面板の形状：平面型、楕円形
- CPFB 系皮膚保護剤（コットンファイバー配合）
- 小さめのサイズで体にフィット
- 最大有効径：28～62mm（面板サイズによって異なる）
- 貼付期間の目安：1～4 日

1章 キー装具から知ろう！
ストーマ装具選択のための特徴はやわかり！

C-3　面板：面板の柔軟性

11　面板が硬い装具

品田ひとみ（しなだ・ひとみ）コンバテックジャパン株式会社 プロフェッショナルサービス室 室長
ETナース／皮膚・排泄ケア認定看護師

面板が硬い装具は…

特徴

- 硬い面板はバッキングフィルムが硬く、皮膚保護剤の層が厚いため、耐久性がある。該当する装具としては固定型二品系装具や単品系、または二品系凸面型装具。
- 硬い面板は患者が体動しても腹壁に追従せず、ストーマ周囲の腹壁にストーマ装具をしっかり固定し、体動による影響を避けることができる。このため装着時の違和感がある。
- 二品系装具の接合方式には固定型ロック式と固定型嵌め込み式、浮動型嵌め込み式、浮動型粘着式がある。面板の硬さは固定型ロック式がいちばん硬く、また凸面型装具の硬さは凸面を構成する材料によって異なる。
- 硬い面板の装具は、ストーマ周囲皮膚の柔らかいしわや皮膚の段差を補整することができる。高さのないストーマやストーマ周囲皮膚が陥没している症例では、硬い凸面型装具を使用することで排泄物の漏れを防ぐことができる。
- 硬い面板の適応は、ストーマ周囲皮膚が陥没している、ストーマに連結するしわがある、排泄物が水様性である、腹壁が柔らかい症例などである（表1）。

（表1）硬い面板の適応例

①結腸ストーマ、回腸ストーマ（水様便〜有形便）
②ストーマ周囲皮膚が陥没している
③ストーマに連結するしわがある
④腹壁が柔らかい（例：体動によってストーマの形や大きさが変化する）
⑤ストーマ周囲に柔らかいしわができる症例（例：ちりめんのような細かい柔らかいしわができる）
⑥ストーマ周囲に皮膚の段差がみられる症例
　（例：座位などで皮膚の段差が生じ、排泄物が段差にそって漏れる）

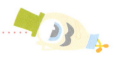

装具選択のヒント

メリット
- 装具の特性によって腹壁が固定できる。
- 柔らかいしわや皮膚の段差が補整できる。
- 装具が安定しているため正確に貼付できる。
- 長期使用ができる。

デメリット
- 装着時の違和感がある。
- 腹壁にそいにくい。
- 皮膚に密着しにくい。
- 面板辺縁部の皮膚に物理的刺激が加わる。

1章 キー装具から知ろう！
ストーマ装具選択のための特徴はやわかり！

面板が硬い装具

バリケア®ナチュラ フランジ（コンバテック）

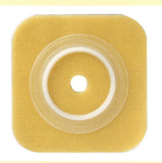

- 二品系：固定型嵌め込み式の装具
- 面板の形状：平面型、四角形
- 短期交換でも皮膚刺激がなく皮膚にやさしい
- 湿った皮膚面にも乾いた皮膚面にも粘着し、体に密着する
- 最大有効径：17～85mm（面板サイズによって異なる）
- 貼付期間の目安：3～5日

バリケア®オートロック フランジ（コンバテック）

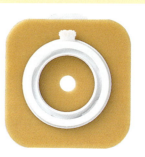

- 二品系：固定型ロック式の装具
- 面板の形状：平面型、四角形
- CPB系皮膚保護剤
- 腹圧をかけない
- 最大有効径：20～55mm（面板サイズによって異なる）
- 貼付期間の目安：3～5日

センシュラ2 プレート（コロプラスト）

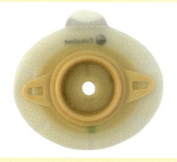

- 二品系：固定型ロック式の装具（ダブルロック方式）
- 面板の形状：平面型、楕円形
- CPBS/CBS系皮膚保護剤（下層はCPBS系、上層はCBS系の2層構造）
- 腹圧をかけない
- 最大有効径：35～65mm（面板サイズによって異なる）
- 貼付期間の目安：1～4日

ユーケア®2・F（アルケア）

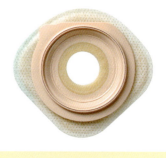

- 二品系：不動型・嵌め込み式
- 面板の形状：平面型、逆三角形
- KPB系皮膚保護剤（K＝カラヤ ガム）
- 面板は柔軟な不織布でカバーされた全面皮膚保護剤
- 二品系接合部は硬いため、面板中心部をしっかりと固定
- 最大有効径：10～65mm（面板サイズによって異なる）
- 貼付期間の目安：3～5日

1章 キー装具から知ろう！
ストーマ装具選択のための特徴はやわかり！

C-4　面板：皮膚保護剤の耐久性

12 皮膚保護剤の耐久性が短期用の装具

品田ひとみ（しなだ・ひとみ）コンバテックジャパン株式会社 プロフェッショナルサービス室 室長
ETナース／皮膚・排泄ケア認定看護師

皮膚保護剤の耐久性

皮膚保護剤の耐久性は皮膚保護剤の成分・厚さ・硬さ、面板の構造と患者側の局所条件である排泄物の性状や量、ストーマの高さ、腹壁や皮膚の状態、発汗量などによって異なります。主な皮膚保護剤の成分は、水分を吸収することによって粘性を持つ、親水性コロイドであるカラヤ ガム（K）、ゼラチン（Z）、ペクチン（P）、カルボキシメチルセルロースナトリウム（CMC）と、乾いた皮膚面によく密着する疎水性ポリマーであるポリイソブチレン（PIB）や、スチレン・イソプレン・ブロック・コポリマー（SIS）です。

皮膚保護剤の耐久性が短期用の装具は…

特徴

- 装着期間は2〜3日。
- 皮膚保護剤は、カラヤ ガム、ゼラチン、ペクチン、カルボキシメチルセルロースナトリウム、ポリイソブチレンが主な成分である。吉川分類では、カラヤ系のKPB系皮膚保護剤とポリマーブレンド系のCPB系・CPFB系皮膚保護剤がこれに該当する。
- カラヤ系皮膚保護剤は粘着性が低く、高い吸収性、保水性があるため溶解しやすく、水分や汗に弱いため、装着期間は2日となる。CPB系皮膚保護剤はカラヤ系皮膚保護剤より耐久性があるため、装着期間は2〜3日。
- 皮膚保護剤の面板は薄く、柔軟性がある。該当する製品としては、凸面型装具以外の単品系が該当（表1）。
- 適応は、前述（p.26、27）の面板が柔らかい製品とほぼ一致する。

（表1）皮膚保護剤の耐久性が短期用の装具の適応例

①結腸ストーマ（有形便）
②ストーマサイズが35mm以上の症例（例：サイズが大きいため装具を安定貼付できない患者）
③皮膚が脆弱な症例（例：剝離刺激によって皮膚が容易に剝離しやすい患者）
④1〜2日で装具交換を必要とする症例（例：感染などによって観察やスキンケアが頻回に必要な患者）
⑤排泄物が漏れやすく、管理困難な症例
　（例：ストーマ周囲の腹壁に深いしわや皮膚の段差があるストーマ）

装具選択のヒント

メリット
- 短期交換ができる。
- 皮膚への剝離刺激が少ない。
- 装着時の違和感が少ない。
- 柔軟性がある。

デメリット
- 皮膚保護剤が溶解しやすい。
- 初期粘着力が弱い。
- 剝がれやすい。
- 粘着剤が皮膚に残りやすい。

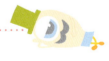

皮膚保護剤の耐久性が短期用の装具

エスティーム® モルダブル（コンバテック）

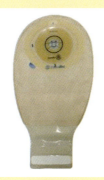

- 単品系（面板の形状：平面型、楕円形）
- CPB系皮膚保護剤（ミネラルオイル配合）
- 皮膚保護剤は皮膚にやさしいバリケア®を採用
- 指で広げるだけで簡単に装着できるモルダブル皮膚保護剤
- 最大有効径：横径40mm×縦径40mm
- 貼付期間の目安：1〜3日

イーキン® パウチ フラットドレナブル（イーキン）

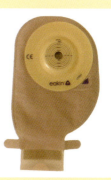

- 単品系（面板の形状：平面型、円形）
- CPB系皮膚保護剤
- 初期タックが強く身体に密着しやすい
- 柔らかく腹壁に追従する
- 最大有効径：65mm
- 貼付期間の目安：1〜3日

ノバ1 フォールドアップ（ダンサック）

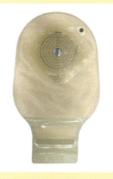

- 単品系（面板の形状：平面型、ひし形）
- CPFB系皮膚保護剤（剝離力を軽減するコットンファイバー配合）
- ひし形皮膚保護剤が排泄物の横漏れと、下漏れをカバー
- 薄く柔らかなため腹壁になじみやすい
- 最大有効径：60mm
- 貼付期間の目安：1〜3日

ユーケアー®・TD（アルケア）

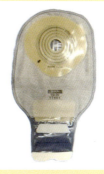

- 単品系（面板の形状：平面型、逆三角形）
- KPB系皮膚保護材（カラヤ ガム配合）
- 粘着力が弱く2日交換でもやさしく剥がせる
- しなやかな薄型皮膚保護剤を使用
- 最大有効径：60mm
- 貼付期間の目安：1〜3日

memo

C-4 面板：皮膚保護剤の耐久性

13 皮膚保護剤の耐久性が中期用の装具

品田ひとみ（しなだ・ひとみ）コンバテックジャパン株式会社 プロフェッショナルサービス室 室長
ETナース／皮膚・排泄ケア認定看護師

皮膚保護剤の耐久性が中期用の装具は…

特徴

- 装着期間は3～5日。
- 皮膚保護剤は、各メーカーの製品ラインによって成分の種類や配合が異なる。主な成分は、ペクチン、カルボキシメチルセルロースナトリウム、ポリイソブチレンである。これらの成分に加えて各社が製品特性を出す目的で、カラヤ ガム、ゼラチン、スチレン・イソプレン・ブロック・コポリーマ、エチレンビニールアセテート（EVA；ethylene vinyl acetate）、水素添加SBR、セラミドなどを追加配合している。
- 吉川分類では、KPB系、KPBS系、CPB系、CPBS系、CPBH系が該当する。
- 皮膚保護剤の耐久性は短期用装具より高く、長期用より低くなる。
- 皮膚保護剤の厚さは、単品系では薄く、二品系では厚くなっている。
- 柔軟性は、凸面型装具以外の単品系は柔らかく、二品系と凸面型装具は硬くなる。二品系浮動型は固定型よりも柔軟性はあるが、単品系よりは硬くなる。
- 市販されている製品群としてはいちばん多くの種類がある。単品系では薄い面板、二品系や凸面型装具では硬い面板の特徴とほぼ同じ（表1）。

（表1）皮膚保護剤の耐久性が中期用の装具の適応例

①回腸ストーマ、結腸ストーマ（水様便～有形便）
②頻回に装具交換をする必要がない例
③患者が週2～3回の装具交換を希望している例

装具選択のヒント

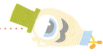

メリット
- 短期用の装具よりも1～2日長く装着できる。
- 短期用の装具よりも、粘着性が強い。
- 長期用の装具よりも、剥離力が不要。
- 選択できる製品群が多い。

デメリット
- 長期装着ができない。
- 長期用の装具よりも、耐久性がない。
- 長期用の装具よりも、粘着性が弱い。
- 短期用の装具よりも、剥離力が必要。

1章 キー装具から知ろう！
ストーマ装具選択のための特徴はやわかり！

皮膚保護剤の耐久性が中期用の装具

単品系

セルケア®1・TD（アルケア）

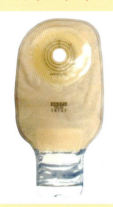

- 単品系（面板の形状：平面型、楕円八角形）
- CPBH系皮膚保護剤（H：水素添加SBR、セラミド配合）
- スキンケア成分セラミド配合で皮膚環境を改善
- 最大有効径：50mm
- 貼付期間の目安：3～5日

エスティーム® インビジクローズ® ドレインパウチ 中長期（コンバテック）

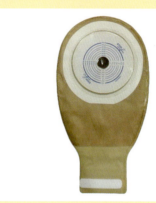

- 単品系（面板の形状：平面型、円形）
- CPBS系皮膚保護剤
- 皮膚保護剤は追従性と耐久性に優れたデュラプラス
- 身体に密着性しやすいアクリル系粘着テープ付
- 最大有効径：横径64mm×縦径64mm
- 貼付期間の目安：3～6日

センシュラ1（コロプラスト）

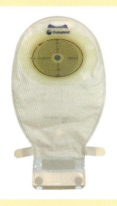

- 単品系（面板の形状：平面型、楕円形）
- CPBS・CBS系皮膚保護剤（下層CPBS系、上層CBS系の2層構造）
- 格子状のフレックスパターンが柔軟性、追従性を向上
- 5カ所のスリットがゆがみを軽減し、貼付面を安定
- 最大有効径：76mm
- 貼付期間の目安：1～4日

> 二品系

セルケア®2・F（アルケア）

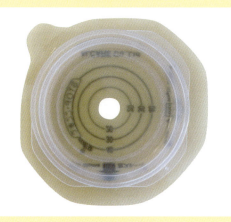

- 二品系：固定型嵌め込み式の装具
- 面板の形状：平面型、楕円八角形
- CPBH系皮膚保護剤（H：水素添加、SBR：セラミド配合）
- スキンケア成分セラミド配合で皮膚環境を改善
- 最大有効径：39〜69mm
- 貼付期間の目安：3〜5日

バリケア®ナチュラ ソフト M フランジ（コンバテック）

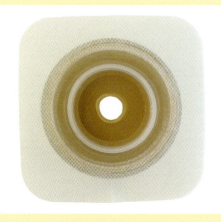

- 二品系：固定型嵌め込み式の装具
- 面板の形状：平面型、四角形
- CPB/CPBS系皮膚保護剤（下層はCPB系、上層はCPBS系の2層構造）
- モルダブル皮膚保護剤によりストーマの蠕動に追従
- 固定型面板がしっかりと腹壁に安定面を提供
- 最大有効径：56mm（面板サイズによって異なる）
- 貼付期間の目安：3〜5日

ニューイメージFFF（ホリスター）

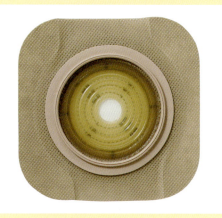

- 二品系：浮動型嵌め込み式の装具
- 面板の形状：平面型、四角形
- CPBM系皮膚保護剤（フルイドPIB、マイクロファイバー含有）
- シェイプフィット皮膚保護剤（流動性のあるフルイドPIB）
- 初期粘着力と追従性がある
- 最大有効径：32〜57mm（面板サイズによって異なる）
- 貼付期間の目安：3〜5日

memo

C-4 面板：皮膚保護剤の耐久性

14 皮膚保護剤の耐久性が長期用の装具

品田ひとみ（しなだ・ひとみ）コンバテックジャパン株式会社 プロフェッショナルサービス室 室長
ETナース／皮膚・排泄ケア認定看護師

皮膚保護剤の耐久性が長期用の装具は…

特徴

- 装着期間は5〜7日。
- 皮膚保護剤の成分に耐水性・耐久性に優れたスチレン・イソプレン・ブロックコポリーマ（SIS）を配合することで、長期間の装着を可能にしている。このため、尿路ストーマや回腸ストーマなど排泄物が水様性のストーマに適している。
- ポリイソブチレンのみの皮膚保護剤と比べて粘着性が高く、溶解せずに膨潤する。各メーカーによって成分含有量が異なるため、皮膚保護剤の耐久性が長期用でも、装具によって粘着性や膨潤化に違いがある。
- 粘着性が強いため、皮膚保護剤が膨潤する前に装具交換を行うと剥離力を必要とする。そのため、表皮剥離などの皮膚障害の懸念があるときは剥離剤を併用使用する。
- 各メーカーによって種類と配合が異なるが、主な面板成分は、ゼラチン、ペクチン、カルボキシメチルセルロースナトリウム、ポリイソブチレン、スチレン・イソプレン・ブロックコポリーマである。スチレン・イソプレン・ブロックコポリーマを含有するため、吉川分類では、CPBS系皮膚保護剤が該当する。
- 皮膚保護剤は厚く、面板は硬めである。該当する製品としては、二品系固定型装具や単品系凸面型装具がこれに該当する。
- 選択基準は、前述（p.30、31）の面板が硬い製品とほぼ一致する（表1）。

（表1）皮膚保護剤の耐久性が長期用の装具の適応例

① 回腸ストーマ（水様便）
② 柔らかい腹壁
③ ストーマに連結するしわがある
④ ストーマ周囲皮膚に軟らかいしわがある
⑤ ストーマ周囲皮膚が陥没
⑥ 患者が長期連用装具を希望
⑦ 発汗量が多い

装具選択のヒント

メリット
- 長期間の装着が可能。
- 装具が剥がれにくい。
- 粘着剤が皮膚に残りにくい。
- 皮膚保護剤が変形しにくい。

デメリット
- 初期粘着力が強い。
- 剥離刺激がある。
- 短期間交換に適さない。
- 柔軟性がない。

1章 キー装具から知ろう！
ストーマ装具選択のための特徴はやわかり！

皮膚保護剤の耐久性が長期用の装具

単品系

モデルマフレックスFT凸面ロックンロール（ホリスター）

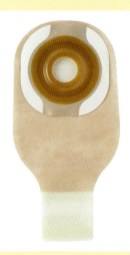

- 単品系：凸面型（凸の深さ：4.16mm）
- 面板の形状：凸面型、四角形
- CPBS系皮膚保護剤
- SISのクロスリンク作用で皮膚保護剤の耐久性をアップ
- 最大有効直径：45mm（既製孔）
- 貼付期間の目安：4～7日

センシュラ ミオ1 ライト（コロプラスト）

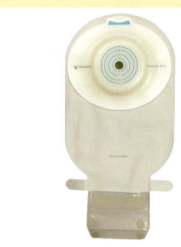

- 単品系：凸面型（凸の深さ：6.0mm）
- 面板の形状：凸面型、楕円形
- CPBS系皮膚保護剤
- 伸縮性がある皮膚保護剤で体型にフィット
- 初期粘着力、粘着力、水分吸収、pH緩衝機能
- 最大有効径：33～43mm（面板サイズで異なる）
- 貼付期間の目安：1～4日

エスティーム® インビジクローズ® ドレインパウチCVX（コンバテック）

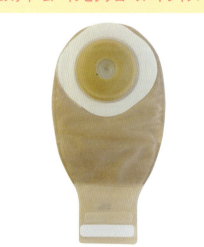

- 単品系：凸面型（凸の深さ：8.0～8.5mm）
- 面板の形状：凸面型、楕円形
- CPBS系皮膚保護剤
- SIS配合で耐水性、耐久性がある皮膚保護剤デュラヘーシブ®を採用
- 深い凸型の面板がストーマ基部をしっかりと固定
- なだらかな凸型形状が皮膚への圧を分散し、圧迫を軽減
- ストーマ、またはストーマ周囲皮膚が陥没、または平坦な症例に適応
- 最大有効径：38mm（既製孔）
- 貼付期間の目安：3～5日

二品系

ニューイメージFTF（ホリスター）

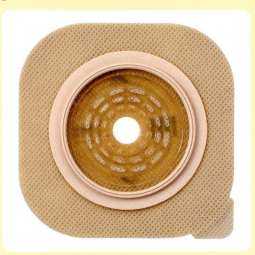

- 二品系：浮動型嵌め込み式
- 面板の形状：平面型、楕円形
- CPBS系皮膚保護剤
- SISのクロスリンク作用で皮膚保護材の耐久性をアップ
- 最大有効直径：32～57mm（面板サイズで異なる）
- 貼付期間の目安：4～7日

センシュラ2 Xproプレート（コロプラスト）

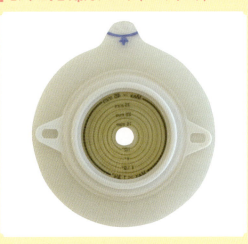

- 二品系：固定型、ロック式（ダブルロック方式）
- 面板の形状：平面型、楕円形
- CPBS/CBS系皮膚保護剤（下層はCPBS系、上層はCBS系の2層構造）
- 腹圧をかけない
- 最大有効径：35～65mm（面板サイズによって異なる）
- 貼付期間の目安：4～6日

デュラヘーシブ®ナチュラフランジ（コンバテック）

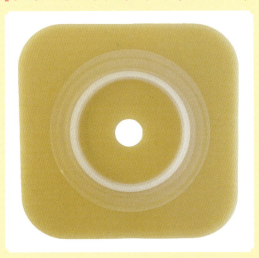

- 二品系：固定型嵌め込み式
- 面板の形状：平面型、四角形
- CPBS系皮膚保護剤
- タートルネック作用でストーマ基部をしっかり保護
- 固定型面板がしっかりと腹壁に安定面を提供
- 最大有効径：23～42mm（面板サイズによって異なる）
- 貼付期間の目安：3～7日

知識をプラス アルファ！ 該当装具一覧

品田ひとみ（しなだ・ひとみ）コンバテックジャパン株式会社 プロフェッショナルサービス室 室長
ETナース／皮膚・排泄ケア認定看護師

面板：面板の柔軟性

単品系装具

メーカー	柔らかい面板	中程度〜やや硬い面板	硬い面板（凸面型装具）
アルケア	● セルケア® 1・TD ● プロケアー® 1・フリーカット ● ユーケアー®・TD	―	● セルケア® 1・TD$_C$ ● プロケアー® 1・F$_C$ ● ユーケアー®・TD$_C$
コロプラスト	● センシュラミオ1 ● センシュラ1	● センシュラミオ1ソフト	● センシュラ ミオ 1（ライト・ディープ） ● センシュラ 1 プラス ● アシュラ コンフォート LC-EC ● アシュラ コンフォート EC
コンバテック	● エスティーム® インビジクローズ® ドレインパウチ ● エスティーム®モルダブル ● アクティブライフ®ドレインパウチST-2	● エスティーム® インビジクローズ® ドレインパウチ中長期 ● やわらか凸（消化器用）	● エスティーム® インビジクローズ® ドレインパウチ CVX
ダンサック	● ノバ1 フォールドアップ ● ノバライフ1	● ノバ1 フォールドアップ X3 ● ノバ1 フォールドアップ X5	● ノバ1 フォールドアップ コンベックス ● ノバライフ1 フィット ● ノバライフ1 コンベックス
ホリスター	● モデルマフレックスSFロックンロール ● モデルマフレックスFWロックンロール ● モデルマフレックスFTロックンロール	● ストーマドレインKL ● やわぴた	● モデルマフレックスSF凸面 ロックンロール ● モデルマフレックスFW凸面 ロックンロール ● モデルマフレックスFT凸面 ロックンロール
マーレン	● ウルトラマックス ドレナージバック ● ウルトラマックス スパーフラットレギュラー ドレナージバック	● ウルトラマックス ドレナージバッグ（浅型凸面）	● ウルトラライト ドレナージバッグ（深型凸面）

メーカー	柔らかい面板	中程度〜やや硬い面板	硬い面板（凸面型装具）
ソルツ	●コンフィデンス・ナチュラル ドレナブルパウチ	●コンフィデンス・コンベックススーパーソフト ドレナブルパウチ	―
ビー・ブラウン	●フレキシマ ロールアップ	―	●フレキシマ ロールアップ コンベックス
イーキン	●イーキン®パウチ フラット ドレナブル	●イーキン®パウチ コンベックスドレナブル	―

二品系装具

メーカー	やや硬い面板	硬い面板	硬い面板（凸面型装具）
アルケア	●セルケア® 2・F ●ユーケアー® 2・F ●プロケアー® 2・F$_A$	―	●セルケア® 2・F$_C$ ●ユーケアー® 2・F$_C$ ●プロケアー® 2・F$_C$
コロプラスト	●センシュラミオ2ソフト ●センシュラ ミオ 2 フレックスプレート ●センシュラ フレックス プレート	●センシュラ ミオ 2 プレート ●センシュラ 2 プレート ●センシュラ フレックス Xpro プレート ●センシュラ ミオ 2 フレックスプレートライト ●アシュラ セルフプレート	●センシュラミオ2ライト ●センシュラミオ2ディープ ●センシュラ 2 プラスプレート ●センシュラ フレックス Xpro プラスプレート ●アシュラ セルフプレートクリアーLC ●アシュラ セルフプレートクリアーAC
コンバテック	●エスティームシナジー®ウェハー ●エスティームシナジー®ハイドロウェハー	●バリケア®ナチュラMフランジ ●デュラヘーシブ® ナチュラ Mフランジ ●バリケア®ナチュラ フランジ ●デュラヘーシブ®ナチュラフランジ ●バリケア®オートロックフランジ ●バリケア®オートロックソフトフランジ	●デュラヘーシブ®ナチュラCフランジ ●デュラヘーシブ®ナチュラMCフランジ ●エスティームシナジー®デュラヘーシブ®MCウェハー
ホリスター	●ニューイメージFFFテープ付 ●ニューイメージSFF ●ニューイメージFWF ●ニューイメージFWFテープ付	―	●ニューイメージFWF凸面 ●ニューイメージFWF凸面（テープ付） ●ニューイメージFTF凸面

メーカー	やや硬い面板	硬い面板	硬い面板（凸面型装具）
ダンサック	● ノバ2 X3 リング ● ノバ2 X5 リング	―	● ノバ2 コンベックス リング ● ノバライフ2 コンベックスリング（二品系装具）
ビー・ブラウン	―	● フレキシマ 3S ベースプレート	● フレキシマ 3S ベースプレート コンベックス

面板：皮膚保護剤の耐久性

単品系平面型装具

メーカー	短期	短〜中期	長期
アルケア	● ユーケアー®・TD	● セルケア® 1・TD	―
コロプラスト	● センシュラ ミオ 1	● センシュラ 1 ● アシュラ コンフォートEC	―
コンバテック	● エスティーム® インビジクローズ® ドレインパウチ ● エスティーム®モルダブル ● アクティブライフ®ドレインパウチST-2	● アクティブライフ® ドレインパウチDX	―
ホリスター	● モデルマフレックスSFロックンロール	● モデルマフレックスFWロックンロール	● モデルマフレックスFTロックンロール
ダンサック	● ノバライフ 1 ● ノバ 1 フォールドアップ	● ノバ 1 フォールドアップ X3 ● ノバ 1 フォールドアップ X5	―
マーレン	● ウルトラマックス ドレナージバッグ ● ウルトラマックス スパーフラットレギュラー ドレナージバッグ	● ウルトラマックス ドレナージバッグ（浅型凸面）	● ウルトラライト ドレナージバッグ（深型凸面）
ソルツ	● コンフィデンス・ナチュラル ドレナブルパウチ	● コンフィデンス・コンベックススーパーソフト ドレナブルパウチ	―
ビー・ブラウン	● フレキシマ ロールアップ	● フレキシマ ロールアップ コンベックス	―
イーキン	● イーキンパウチ フラットドレナブル	● イーキンパウチ コンベックスドレナブル	―

単品系凸面型装具

メーカー	短期	中期	長期
アルケア	●ユーケアー®・TD$_C$	●セルケア®1・TD$_C$ ●プロケアー®1・プレカットD$_C$	―
コロプラスト	●センシュラ ミオ1 ソフト	●センシュラ ミオ1（ライト・デープ） ●アシュラ コンフォートコンベックスEC	●センシュラ ミオ1（ライト・デープ） ●センシュラ1プラス ●アシュラ コンフォートLC-EC ●アシュラ コンフォートEC
コンバテック	―	●やわらか凸（消化器用）	●エスティーム® インビジクローズ® ドレインパウチCVX
ダンサック	―	●ノバ1フォールドアップ コンベックス ●ノバライフ1フィット	―
ホリスター	●モデルマフレックスSF凸面ロックンロール	●モデルマフレックスFW凸面ロックンロール	●モデルマフレックスFT凸面ロックンロール
マーレン	―	●ウルトラマックス ドレナージバッグ（浅型凸面）	●ウルトライトドレナージバッグ（深型凸面）
ソルツ	―	●コンフィデンス・コンベックススーパーソフト ドレナブルパウチ	―
ビー・ブラウン	―	●フレキシマ ロールアップ コンベックス	―
イーキン	―	●イーキンパウチ コンベックスドレナブル	―

二品系平面型装具

メーカー	短期	短〜中期	長期
アルケア	●ユーケアー®2・F	●プロケアー®2・F ●セルケア®2・F	―
コロプラスト	●センシュラミオ2 フレックスプレート ●センシュラフレックスプレート	●センシュラ2プレート ●センシュラミオ2 フレックスプレート	●センシュラ2 Xproプレート ●アシュラ セルフプレートクリアー

メーカー	短期	短〜中期	長期
コンバテック	●エスティームシナジー®ウェハー ●エスティームシナジー®ハイドロウェハー	●バリケア®ナチュラ フランジ ●バリケア®ナチュラ ソフトフランジ ●バリケア®ナチュラMフランジ	●デュラヘーシブ®ナチュラフランジ ●デュラヘーシブ®ナチュラソフトフランジ ●デュラヘーシブ® ナチュラMフランジ ●デュラヘーシブ®フランジ
ダンサック	●ノバ2 リング ●ノバライフ2 リング	―	―
ホリスター	●ニューイメージSFF	●ニューイメージFWF	●ニューイメージFFF
ビー・ブラウン	―	●フレキシマ 3S ベースプレート	―

二品系凸面型装具

メーカー	短期	中期	長期
アルケア	●ユーケアー® 2・F_C	●セルケア® 2・F_C ●プロケアー® 2・F_C	―
コロプラスト	●センシュラミオ2 ソフト	●センシュラ ミオ 2 プレートライト ●センシュラ ミオ 2 プレートディープ ●センシュラ 2 プラスプレート	●センシュラ 2 Xproプラスプレート ●アシュラ セルフプレートクリアーLC ●アシュラ セルフプレートクリアーAC
コンバテック	―	●エスティームシナジー®デュラヘーシブ®MCウエハー	●デュラヘーシブ®ナチュラ MC フランジ ●デュラヘーシブ® C フランジ
ダンサック	―	●ノバ2 コンベックス リング ●ノバライフ2 コンベックスリング	―
ホリスター	―	●ニューイメージFWF凸面 ●ニューイメージFWF凸面テープ付	●ニューイメージFTF凸面 ●ニューイメージFTF凸面テープ付
ビー・ブラウン	―	●フレキシマ 3S ベースプレート コンベックス	―

memo

1章 キー装具から知ろう！
ストーマ装具選択のための特徴はやわかり！

C-5　面板：ストーマ孔

15 ストーマ孔が既製孔の装具

大網さおり（おおあみ・さおり）独立行政法人 地域医療機能推進機構（JCHO）仙台南病院
医療安全（褥瘡対策）室 副看護師長／皮膚・排泄ケア認定看護師

ストーマ孔が既製孔の装具は…

特徴
- 既製孔とはすでにホールカットされている装具のこと。
- 面板が平面型装具でも凸面型装具でも既製孔装具はある。
- あらかじめ正円にカットされているため、ケアの短縮化や精神的負担の軽減となる。
- 粘膜浮腫が軽減した時期から社会復帰用装具として使用できるが、ストーマのサイズ変化がある時期は粘膜損傷などの危険性もあるため、使用は控えたほうが無難である。ただし、装具メーカーによって既製孔のサイズ展開が異なるため注意が必要である。

キー装具

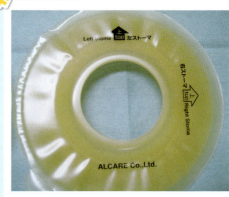

セルケア®2・Fc（アルケア）

装具選択のヒント

適している状況
- ほぼ正円形のストーマ。
- ハサミが使用できない、麻痺などで手指の運動機能に障害がある場合。
- 高齢者や家族が装具交換する場合の介護負担軽減目的。

適さない状況
- 術直後などでストーマ粘膜浮腫があり、ストーマサイズの変化が激しい時期。
- 楕円形もしくは不整形のストーマ。

メリット
- 面板をカットする手間が省けるので便利。
- ケアの短縮化につなげられる。

デメリット
- 正円形でしかホールカットされていないため、楕円形などのストーマには使用することができない。
- 大きいストーマの場合は、円形でも適したサイズがない場合もある。

注意
- 災害時にはフリーサイズの装具が配布されるため、ホールカットする手技は覚えておくこと。

1章 キー装具から知ろう！
ストーマ装具選択のための特徴はやわかり！

キー装具以外のストーマ孔が既製孔の装具

ユーケアー®・TD（アルケア）

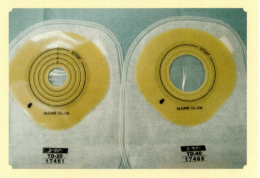

- 左側は初孔が20mmのため既製孔としても使用可能。
- 右側は同装具の40mmの既製孔装具。

ノバ1 イレオストミーX5（ダンサック）

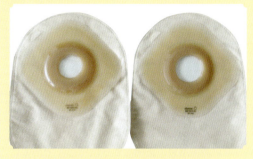

- 30mm（左）と35mm（右）の既製孔装具。
- 皮膚保護剤が厚くなっているタイプの装具で、自在孔も併せ持つ装具（自在孔についてはp.52、53を参照）。

既製孔のサイズ展開

- 各社で既製孔のサイズ展開に違いがあり、セルケア®2・Fc（アルケア）の場合は、3〜4mm間隔でサイズ展開されている。
- 各社でのサイズ展開を下表に示す。
- ストーマサイズに適した既製孔サイズを選択する。

セルケア®2・Fc（アルケア）

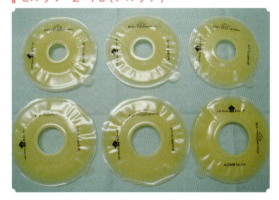

	平面型装具	凸面型装具
アルケア	20mmから40mmまで5mm間隔	13mmから50mmまで3〜5mm間隔
コロプラスト	15mmから45mmまで5mm間隔	15mmから45mmまで3〜4mm間隔
コンバテック	19mmから50mmまで5mm間隔	13mmから35mmまで3mm間隔
ダンサック	15mmから45mmまで5mm間隔	18mmから40mmまで3〜5mm間隔
ホリスター	25mmから40mmまで5mm間隔	13mmから44mmまで3〜4mm間隔

各社カタログから抜粋、既製孔サイズ幅には変更の可能性がある。

1章 キー装具から知ろう！
ストーマ装具選択のための特徴はやわかり！

C-5　面板：ストーマ孔

16 ストーマ孔が自由開孔の装具

大網さおり（おおあみ・さおり）独立行政法人 地域医療機能推進機構（JCHO）仙台南病院
医療安全（褥瘡対策）室 副看護師長／皮膚・排泄ケア認定看護師

ストーマ孔が自由開孔の装具は…

キー装具

特徴

- 自由開孔とは、ストーマサイズの大きさに合わせて自由にホールカットできる装具のこと。
- 術直後から社会復帰までのあらゆる場面で使用可能であり、正円形から楕円形まで自由にカットできる。
- ハサミが使用できるのが絶対条件で、装具メーカーによってカットできる範囲に違いがある。
- 自由開孔は単品系・二品系ともに活用幅の広い装具である。そのぶん種類もたくさんあり、さまざまな条件のストーマに使用できる。
- 災害時などには自由開孔の装具が配布されることもあるため、既製孔・自在孔の装具を使用している場合でも、ハサミを使用する自由開孔装具を体験しておくことが必要。

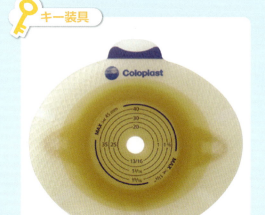

センシュラ2 プレート（コロプラスト）

装具選択のヒント

適している状況
- ハサミが使用できる。
- 指先などの運動機能に障害がない。
- 楕円形などのストーマ。
- 正円形でも大きいストーマ（既製孔サイズがないなど）。
- 術直後でストーマ粘膜浮腫によってサイズ変化が激しい時期。

適さない状況
- 視力が乏しい。
- 手先が不器用。
- ハサミが使用できない。

メリット
- 面板を自由にカットできる。
- 楕円形など、ストーマに合わせて自由にカットできる。
- ストーマサイズの変化が激しい時期でも使用可能。
- 大きいストーマに適したサイズもある。

デメリット
- 視力が乏しい場合は、サイズを合わせにくいことがある。
- 単品系の場合、ホールカットのときにハサミで袋側に穴を開けてしまう可能性がある。
- そのつどホールカットをしなければならないため、手間がかかる。
- ホールカットを習得するまでにある程度の時間を要する。

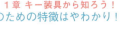

キー装具以外のストーマ孔が自由開孔の装具

ノバ1 マキシ フォールドアップ（ダンサック）

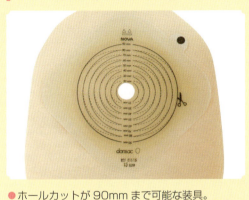

- ホールカットが90mmまで可能な装具。

ノバライフ2 リング（ダンサック）

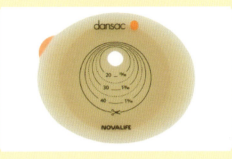

- 47mmまでの正円形から楕円形ストーマに対応できる装具。
- 初孔の位置が中央ではなく上部側のため、術後創などがある場合などでも活用できる。

センシュラ1（コロプラスト）

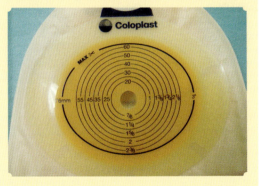

- 76mmの楕円形ストーマ（正円形では60mmまで）に対応できる装具。
- 初孔は中央にある。

ユーケアー®・TD（アルケア）

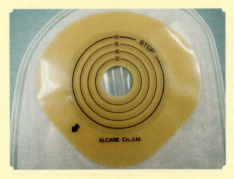

- 初孔の大きさが20mmから始まる装具。
- 既製孔としても活用できる。

- 自由開孔の装具では、小さいストーマから大きいストーマまで対応できるよう面板の大きさはさまざまである。
- 初孔の大きさと位置についても装具によって違いがあり、初孔からハサミを入れて外側の線まで切ることが可能。
- 自由開孔の装具は、ホールカットできる大きさが装具によって違うため、ホールカットできるサイズを選択する。

1章 キー装具から知ろう！
ストーマ装具選択のための特徴はやわかり！

C-5　面板：ストーマ孔

17 ストーマ孔が自在孔の装具

大網さおり（おおあみ・さおり）独立行政法人 地域医療機能推進機構（JCHO）仙台南病院
医療安全（褥瘡対策）室 副看護師長／皮膚・排泄ケア認定看護師

ストーマ孔が自在孔の装具は…

キー装具

特徴

- 自在孔とは、ハサミが不要で容易に手で広げられる装具のこと。
- 高齢者や指先が不器用な場合でも簡便にストーマサイズに合わせることができる。さらに、既製孔では正円形のみが対象であったが、自在に変化させることができるため、楕円形などのストーマでも使用可能。
- 最近では自在孔の装具が徐々に増えてきている。

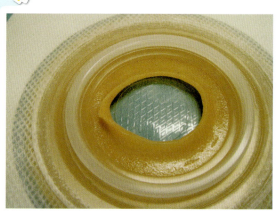

バリケア®ナチュラM フランジ（コンバテック）

装具選択のヒント

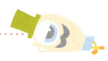

適している状況
- 正円形だけではなく楕円形のストーマにも使用可能。
- ストーマ近接の皮膚保護剤が柔らかいため、術後でも使用可能。
- ハサミが使用できない場合。
- 高齢者や家族が装具交換する場合の介護負担軽減の目的。

適さない状況
- 自在孔に適したストーマサイズがあるため、サイズに合わなければ不適応。

メリット
- 面板をカットする手間が省けるので便利。
- ケアの短縮化につなげられる。
- 術後でストーマサイズが変化しやすい時期にも社会復帰用装具としても使用できる。

デメリット
- 既製孔、自由開孔装具と比較するとやや高価である。
- 二品系が多く、単品系では自在孔の装具がまだ少ない。

キー装具以外のストーマ孔が自在孔の装具

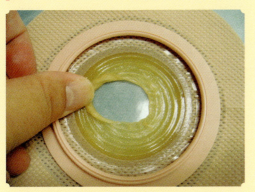

■ ニューイメージFFFテープ付き（ホリスター）

- 薄く耐久性のある皮膚保護剤のため、指で軽く巻き上げることができる自在孔の装具。
- 装具手前からめくり上げ、ストーマよりやや大きめに合わせる。ストーマ近接部のすき間が少なくなるように、巻き上げた皮膚保護剤を戻しストーマの形にフィットさせる。

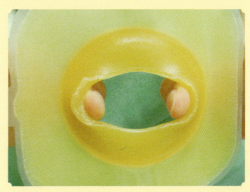

■ ノバ2 ソフトコンベックスリング（ダンサック）

- 既製孔と自在孔を併せ持つ装具。既製孔サイズから5〜7mm広げることができる皮膚保護剤が厚くなっている自在孔の装具。
- 皮膚貼付側から指で広げる。元の形には戻りにくいため広げ過ぎないように注意が必要。
- 皮膚保護剤が厚いことで、広げるときにやや力が必要。

自在孔のサイズ展開

コンバテック	13〜22mm、22〜33mm、33〜45mm	
ダンサック	5mm広げられるタイプ	25・32・35mm
	7mm広げられるタイプ	18・21・25・28・32・35・38mm
ホリスター	16〜32mm、16〜43mm、16〜57mm	

各社カタログから抜粋、既製孔サイズ幅には変更の可能性がある。

memo

D 面板機能補助具

18 補助具（アクセサリー）

平良智恵美（たいら・ちえみ）琉球大学医学部附属病院 看護部 看護師長／皮膚・排泄ケア認定看護師

はじめに

ストーマ装具選択に必要な装具分類での補助具は、密着性を確保する目的で使用される練り状や板状皮膚保護剤などが対象となります。本来、皮膚保護剤は、板状、練り状、粉状皮膚保護剤に分類されますが、ここでは、装具選択に焦点を当て、板状皮膚保護剤、用手成形皮膚保護剤、練状皮膚保護剤について述べます。

補助具（アクセサリー）は…

特徴

- 用手成形皮膚保護剤とよばれ、リング状のままでも使用できるが、ちぎる、練る、伸ばすなど、手で形を整えストーマ周囲の皮膚に貼り付けることができる。
- 耐久性に優れたフレックステンドM皮膚保護剤。
- 柔らかく皮膚への追従性がよく、なじみやすい。
- 膨潤し崩れにくい。
- 緩衝作用に優れ、水様性の排泄物の場合に重ねて使用すると、皮膚障害を予防できる。
- ノンアルコールであり、皮膚の刺激となりにくい。

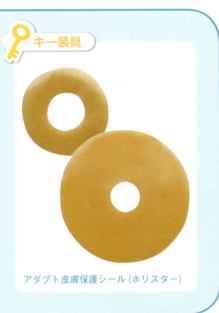

キー装具

アダプト皮膚保護シール（ホリスター）

装具選択のヒント

適している状況
- 高さの低いストーマ。
- 排泄口の高さが低く排泄口が皮膚に近い場合に半周ほど使用すると、皮膚保護剤の膨潤が防げる。
- 左右の細かなしわやくぼみに補強をすると粘着しやすい。
- 患者の体位によって、同一部位の面板の溶解が早い場合。

メリット
- 手で簡単に形が作れる。
- 装具を剥がした後に皮膚に残りにくい。
- 膨潤しても形が崩れにくい。

デメリット
- 手で整えないといけないので、手間がかかる場合もある。

55

1章 キー装具から知ろう！
ストーマ装具選択のための特徴はやわかり！

キー装具以外の補助具（アクセサリー）

板状皮膚保護剤

セルケア®・ウエハー（アルケア）

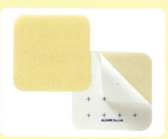

- スキンケア成分のセラミドが配合されている。
- ストーマ周囲皮膚はデリケートで、長期間の装具装着は皮膚トラブルのリスクが高いため、予防ケアとしても、荒れた肌にも最適である。
- 使用しやすい大きさやかたちにカットできるため、型崩れせずに、皮膚になじみやすい。
- しわやくぼみを補整できる。

ブラバ スティックペースト（コロプラスト）

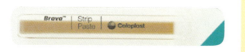

- 単包になっており清潔に保ちやすい。
- 柔らかく追従性がよい。
- 肌に残りにくい。

アダプト皮膚保護凸面リング（ホリスター）

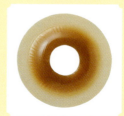

- 輪状になっており、形を整えなくても使用できる。
- 膨潤しても形が崩れない。
- くぼみを全体的に補正できる。
- 楕円形のものもある。

用手成形皮膚保護剤

ブラバ モルダブルリング（コロプラスト）

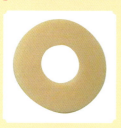

- 柔らかく、ストーマサイズに広げやすい。
- 高い初期タック力。
- 伸縮性と追従性がよい。
- 高いpH緩衝能。

コンバテック シール（コンバテック）

- 柔らかく追従性がよい。
- 膨潤し、溶け崩れしない。
- 水分吸収性に優れる。
- アルコールを含まない。

ダンサックシール（ダンサック）

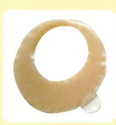

- 優れた柔軟性と追従性がある。
- 吸収力が高い。
- GXp親水性皮膚保護剤。
- 型崩れしにくく、のり残りが少ない。

Cohesive® イーキン ストーマラップ（イーキン）

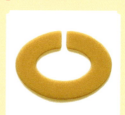

- 優れた追従性があり、密着性が高い。
- ちぎる、切る、伸ばすの手間がない。
- 手先が不自由な人にも適している。

56

練状皮膚保護剤

| プロケアー®ペースト（アルケア） | プロケアー®MFパテ（アルケア） | ソフトペースト（ダンサック） |

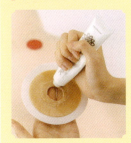 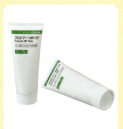 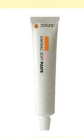

- チューブタイプになっており、絞り出して使用する。
- しわやくぼみを補整する。
- アルコールを含有しているため、直接皮膚には使用しない。面板に少しずつ伸ばし、アルコール分を飛ばしながら使用する。

1章 キー装具から知ろう！
ストーマ装具選択のための特徴はやわかり！

D 面板機能補助具

19 ベルトタブがある装具

平良智恵美（たいら・ちえみ）琉球大学医学部附属病院 看護部 看護師長／皮膚・排泄ケア認定看護師

ベルトタブがある装具は…

特徴①

- 面板にベルトタブのある装具は多くはない。ストーマ袋に付いているものが多い。
- 凸面型の面板には、ベルトタブがほとんどにあり、皮膚と装具の密着性を高めることができる。
- 面板にベルトタブがある場合は、面板と皮膚との粘着力を高められる。
- 小児の場合は、面板の密着性を高めたいときや、平面型装具の場合に使用することもある。

キー装具①

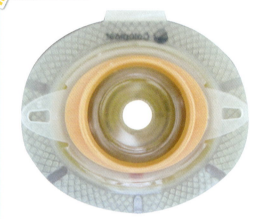

センシュラミオ2 プレート（コロプラスト）

特徴②

- ストーマ袋にベルトタブがあるタイプがほとんどである。排泄物が多く、重みで袋が外れる心配をするストーマ保有者にも使用できる。
- 小児の場合、袋を取り外すことが頻回な場合に使用することもある。
- ベルトはメーカーによって、形が少しずつ異なる。

キー装具②

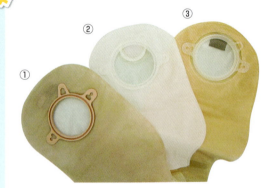

①ニューイメージロックンロール（ホリスター）
②バリケア®ナチュラ インビジクローズ®（コンバテック）
③ノバ2 フォールドアップ（ダンサック）

1章 キー装具から知ろう！
ストーマ装具選択のための特徴はやわかり！

D 面板機能補助具

20 ベルトタブがない装具

平良智恵美（たいら・ちえみ）琉球大学医学部附属病院 看護部 看護師長／皮膚・排泄ケア認定看護師

ベルトタブがない装具は…

特徴①

- 単品系の平面型装具はほとんどベルトタブがない。ベルトを使用時はフェイスプレート、固定バンドなど、別のデバイスが必要となる。
- 凸面型の面板にはほとんどがベルトタブがある。ベルト使用によって面板と皮膚がより密着しやすくなる。

キー装具①

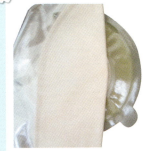

セルケア®1（アルケア）

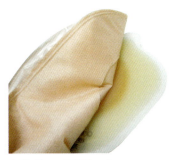

ノバ1 フォールドアップ ソフトコンベックス（ダンサック）

特徴②

- 二品系では、粘着式装具はベルトタブがなく、装具装着がより目立たないようになっている。
- ベルト使用時はフェイスプレートや固定ベルトが必要となる。

キー装具②

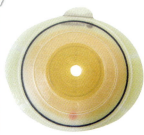

センシュラ フレックスプレート（コロプラスト）

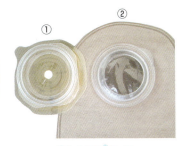

①セルケア®2・F
②セルケア®2・TDf
（①②：アルケア）

1章 キー装具から知ろう！
ストーマ装具選択のための特徴はやわかり！

E-1 フランジ：フランジの構造

21 フランジが固定型の装具

二宮友子（にのみや・ともこ）東京慈恵会医科大学附属病院 看護部 主査／皮膚・排泄ケア認定看護師

はじめに
ストーマ装具における「フランジ」とは、二品系の面板とストーマ袋の両方にある接合部を指します。面板とフランジの構造で、固定型と浮動型に分類されます。

フランジが固定型の装具は…

特徴

- フランジの硬さ・厚みは、素材によっても異なるが、浮動型と比べて硬い。
- 面板とフランジが固定されている。
- ストーマ袋をフランジの溝に合わせて、腹壁側に強く押し込んでフランジを接合させる。
- この装具は、接合時に「パチッ」と音が出るため、正しく接合できたかがわかりやすく、安心である。
- 正しく接合できていない場合、排泄物が接合部から漏れたり、ストーマ袋が落下する可能性がある。

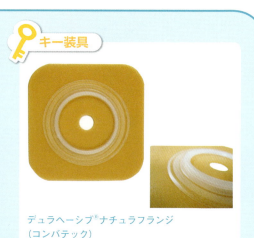

キー装具

デュラヘーシブ®ナチュラフランジ
（コンバテック）

装具選択のヒント

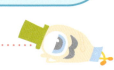

適している状況
- 柔らかい腹壁に適している。
- 柔らかいしわがある場合に適している。

適さない状況
- 皮下脂肪が厚く硬い腹壁には不適。
- 術直後やがん性疼痛など、腹部に疼痛がある患者には不適。
- 腹水の貯留や、イレウスなどによる腹部膨満感の著明な場合は不適。
- 高齢者や麻痺など、手指の筋力が低下している患者には不適。
- 腹直筋の緊張が得られない患者には不適。

メリット
- フランジが硬いため、ストーマベルトと組み合わせることで、強力な密着力で腹壁のしわを補整することができる。

デメリット
- ストーマ保有者が高齢となったり、現疾患の悪化、もしくはほかの疾患をわずらったりした場合、腹壁の上で圧力をかけられなくなることがある。手指の問題の場合と、腹壁の筋緊張の問題の場合がある。このようなケースでは、装具を変更する必要がある。もしくは、あらかじめ面板とストーマ袋を接合してから、ストーマに装着するなどの工夫が必要である。

1章 キー装具から知ろう！
ストーマ装具選択のための特徴はやわかり！

キー装具以外のフランジが固定型の装具

①バリケア®ナチュラM フランジ（コンバテック）

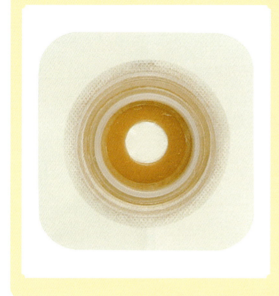

- コンバテックのバリケア®シリーズの一つ。
- フランジ自体は、デュラヘーシブ®と同じ。

②センシュラ2 プレート（コロプラスト）

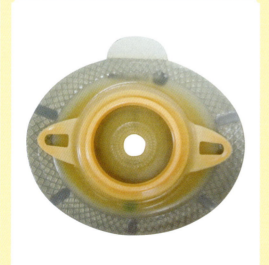

③バリケア®オートロックフランジ（コンバテック）

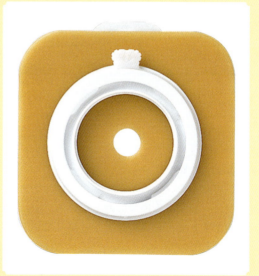

- ②③のフランジが固定型の装具は、フランジがロック式の装具でもある。これらについては、p.66で詳しく解説する。

1章A ストーマ装具選択に必要な分類について
1章B システム
1章C 面板
1章D 面板機能補助具
1章E フランジ
1章F ストーマ袋

61

1章 キー装具から知ろう！
ストーマ装具選択のための特徴はやわかり！

E-1 フランジ：フランジの構造

22 フランジが浮動型の装具

二宮友子（にのみや・ともこ）東京慈恵会医科大学附属病院 看護部 主査／皮膚・排泄ケア認定看護師

フランジが浮動型の装具…

特徴

- 面板のフランジの下に指が入ることで、ストーマ袋を接合する際、腹壁を圧迫することがない。
- フランジの素材は、固定型に比べ柔軟である。
- 指で挟む構造なので、固定型に比べ、接合自体にかかる力も少ない。
- しっかり接合できない場合は、固定型と同様に、排泄物の漏れやストーマ袋の落下につながる。
- フランジと面板がフィルムで接続されているため、接合した後の厚みに影響が出ない。

キー装具

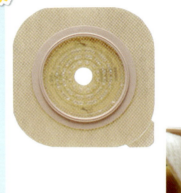
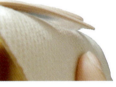
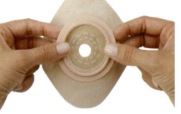

①ニューイメージFTF（ホリスター）

装具選択のヒント

適している状況
- 丸みがある腹壁に適している。
- 硬い腹壁から、柔らかい腹壁に適応する。
- 腹壁に疼痛がある場合に適している。
- 面板が柔軟で、骨突起などが近接している場合に適している。

適さない状況
- ケアする人の指が太く、面板とフランジの間に指が入りにくい場合は不適。
- フランジを挟む指の力が弱いと不適。

メリット
- 腹壁に疼痛がある場合などは、腹圧をかけずに接合できるため選択しやすい。

デメリット
- 指が入るスペースは、メーカーによってさまざまである。無理なく指が入るものを選択する必要がある。
- 指の力が弱いと挟むことは困難で、固定型と同様に、腹壁に向かって圧迫する必要がある。

キー装具以外のフランジが浮動型の装具

②ノバ2 リング（ダンサック）

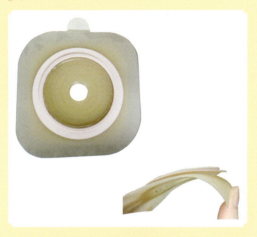

- ホリスターとダンサックのフランジと面板の接続部は、透明なフィルムで接続されている。
- ノバ2のフランジの柔軟性はニューイメージとほぼ同等である。
- 指を入れるスペースは、浮動型のなかでは、最小である。

③ユーケアー®2・F（アルケア）

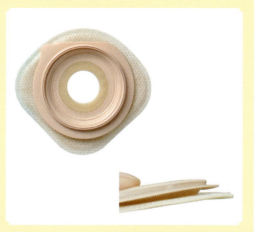

- 面板とフランジの接続はフィルムではなく、フランジそのものに指を入れるスペースが作られているため、ほかのメーカーより厚い。
- フランジの柔軟性は、浮動型のなかでは比較的硬い。
- 指を入れるスペースが部分的に広くなっている。

④セルケア®2・F（アルケア）

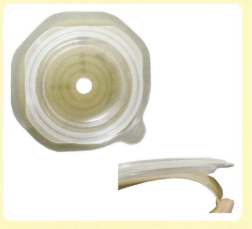

- フランジの柔軟性は、同じアルケアのプロケア®シリーズに比べ軟らかい。
- 指を入れるスペースは部分的に広くなっている。

別の角度からの比較

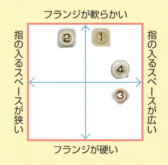

指が入りやすく、かつ接合しやすいフランジが、浮動型として求められる。しかし上図の比較は、あくまでも面板自体を比較したものである。実際の指の入れやすさは、ストーマに装着し、その腹壁の硬さや形状にも影響を受ける。患者個々の腹壁や患者の手指の太さと力をアセスメントして、選択することが重要である。

1章 キー装具から知ろう！
ストーマ装具選択のための特徴はやわかり！

E-2　フランジ：フランジの接合方式

23 フランジが嵌め込み式の装具

二宮友子（にのみや・ともこ）東京慈恵会医科大学附属病院 看護部 主査／皮膚・排泄ケア認定看護師

はじめに

面板とストーマ袋を接合する方式には、嵌め込み式、ロック式、粘着式があります。

フランジが嵌め込み式の装具は…

特徴
- 面板とストーマ袋にあるフランジの溝をかみ合わせて接合する方式。
- メーカーごと、またはメーカーのシリーズごとに組み合わせの構造が異なる。
- 面板側のフランジと面板の接続によって固定型、浮動型の2タイプがある。

 キー装具

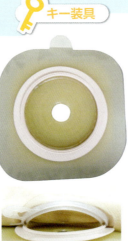

ノバ2 リング（ダンサック）

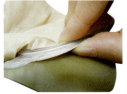

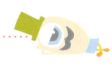

ノバ2 フォールドアップ（ダンサック）

装具選択のヒント

適している状況
- フランジをかみ合わせて、確実に接合できる手指の操作性と力がある患者に適している。

適さない状況
- 固定型の場合は、腹部の圧痛があるときは不適。

メリット
- 二品系でフランジが嵌め込み式の装具は種類が豊富である。
- 患者のセルフケア能力や腹壁の状態、排泄物の性状に合わせた選択が可能である。

デメリット
- 確実な接合ができたかどうかは、セルフケアをしている患者からは直視しづらい。「パチッ」という音や指先の感覚で感じることが重要である。
- フランジ全周のかみ合わせにゆるみがないかを、しっかり確認することが重要である。
- 面板を装着したまま、ストーマ袋のみを交換することができる。その際、排泄物がフランジの溝に入り込むと、新しいストーマ袋に交換しても排泄物のにおいが漏れてしまうことがある。

1章 キー装具から知ろう！
ストーマ装具選択のための特徴はやわかり！

キー装具以外のフランジが嵌め込み式の装具

セルケア®2・F（アルケア）

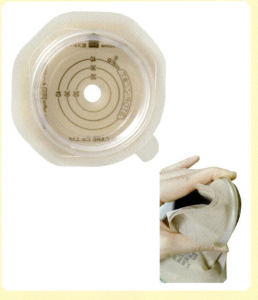

セルケア®2・TDf（アルケア）

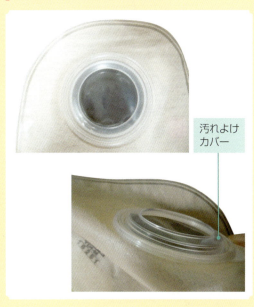

汚れよけカバー

- 浮動型、嵌め込み式の装具。
- ストーマ袋のフランジ内側に汚れよけカバーの構造があり、ストーマ袋のみを交換する際に、フランジの溝に排泄物が付きにくい工夫がされている。
- フランジ自体に柔軟性があり、ストーマ袋を接合した状態でも、全体にしなる。

デュラヘーシブ®ナチュラフランジ（コンバテック）

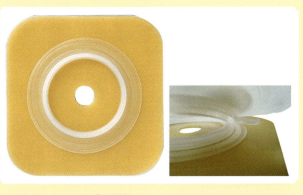

バリケア®ナチュラインビジクローズ® ドレインパウチ（コンバテック）

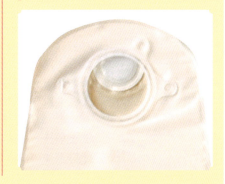

- 固定型、嵌め込み式の面板。
- 接合の際、「パチッ」と音が出る構造で、患者が安心感を得られるよう工夫されている。
- フランジの構造は硬く、ほとんどしなることはない。

1章A ストーマ装具選択に必要な分類について
1章B システム
1章C 面板
1章D 面板機能補助具
1章E フランジ
1章F ストーマ袋

65

1章 キー装具から知ろう！
ストーマ装具選択のための特徴はやわかり！

E-2 フランジ：フランジの接合方式

24 フランジがロック式の装具

二宮友子（にのみや・ともこ）東京慈恵会医科大学附属病院 看護部 主査／皮膚・排泄ケア認定看護師

フランジがロック式の装具は…

特徴

- 接合の際に必要な圧力が固定型の嵌め込み式より小さい。
- フランジをかみ合わせた後、ロックをかける仕組みである。
- かみ合わせが不十分だとロックがかからない。
- ストーマ袋のみを交換する場合は、ロックを解除してからストーマ袋を外す。

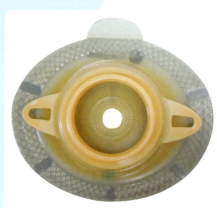
①センシュラ2 プレート（コロプラスト）

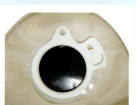
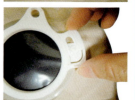
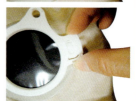
②センシュラ2 バッグ（コロプラスト）

装具選択のヒント

適している状況
- 固定型で、フランジが硬いため、柔らかい腹壁に適している。
- 腹圧や手の力不足、操作性の問題で、固定型の嵌め込み式を選択できない場合に適している。
- ロックを解除した状態で、ストーマ袋の向きを変えることができる。尿路ストーマで、夜間にバッグの接続後、袋の向きを変えたい場合に適している。

メリット
- ロックの際の「カチッ」という音を確認することで不安を解消できる。嵌め込み式での「しっかり嵌め込んだつもりが不十分」での排泄物の漏れを、未然に防げて安心感が増す。

デメリット
- 接合に腹圧はそれほど必要ないが、ロックをかける際に、手指2本で挟み込む力が必要である。
- ストーマ袋のみを交換する際、ロックの解除は簡便だが、ストーマ袋を面板から除去するには比較的力が必要となる。

キー装具以外のフランジがロック式の装具

③バリケア®オートロックフランジ（コンバテック）

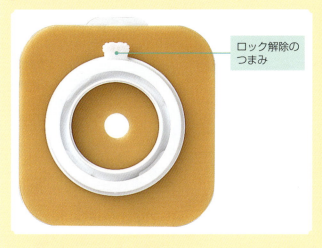

ロック解除のつまみ

- フランジのかみ合わせと同時にロックがかかるため、指先の操作性や力が低下していても、接合が可能である。
- 接合が完了した状態でも、ストーマ袋が左右にスムーズにスライドする。しかし、ベルト穴はストーマ袋側に付いているため、ベルト使用の際は、ストーマ袋を好みの方向に固定することができない。
- ロックの操作をしなければストーマ袋は外れないため安心である。
- ストーマ袋のみを交換する際のロックの解除操作に、多少力が必要である。片手でロックのつまみを左右どちらかに動かした状態を保ち、もう片手でストーマ袋を取り外す。

別の角度からの比較

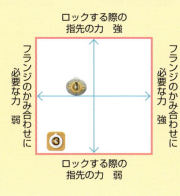

ロックする際の指先の力　強
フランジのかみ合わせに必要な力　弱
フランジのかみ合わせに必要な力　強
ロックする際の指先の力　弱

③のバリケア®オートロックフランジは、接合と同時にロックがかかるため、ロックの際の指先の力は、なしとした。ロックの解除とストーマ袋の取り外しには、それぞれの特徴がある。ロックを解除したり、ストーマ袋を取り外す機会があるか、また、実施できる指先の操作性があるかのアセスメントが必要である。

1章 キー装具から知ろう！
ストーマ装具選択のための特徴はやわかり！

E-2　フランジ：フランジの接合方式

25 フランジが粘着式の装具

二宮友子（にのみや・ともこ）東京慈恵会医科大学附属病院 看護部 主査／皮膚・排泄ケア認定看護師

フランジが粘着式の装具は…

特徴

- 粘着剤で接合するシステムである。
- 接合する際、腹圧や指の力は必要ない。
- 二品系であるが、単品系のしなやかさを兼ね備える。
- ストーマ袋の粘着部分にしわがよらないように面板の青いラインに合わせて接着する。
- 面板からストーマ袋を取り外したら、袋の再利用はできない。

キー装具

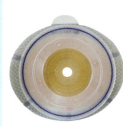
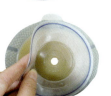
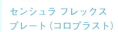
センシュラ フレックス プレート（コロプラスト）

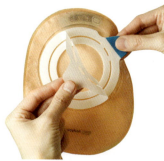

センシュラ フレックス クローズバッグ（コロプラスト）

装具選択のヒント

適している状況
- 腹壁に丸みがあり、面板の追従が必要な場合に適している。
- しわの少ない腹壁に適している。
- 指先の操作性の低下や筋力の低下があるが、二品系を選択したいときに適している。
- 腹圧がかけられない腹壁に適している。

適さない状況
- ストーマに直結する深いしわがある場合。

デメリット
- 現在、主に流通している粘着式の装具は、コロプラストとコンバテックの2社である。二品系で粘着式が患者のセルフケアに適していたとしても、排出口の閉鎖具の扱いや、皮膚保護剤のアレルギーなどの問題に対して、選択の幅が少ない。
- 粘着部分の幅のぶん、嵌め込み式やロック式に比べ面板が大きくなる。

1章 キー装具から知ろう！
ストーマ装具選択のための特徴はやわかり！

キー装具以外のフランジが粘着式の装具

エスティーム シナジー® ハイドロウェハー（コンバテック）

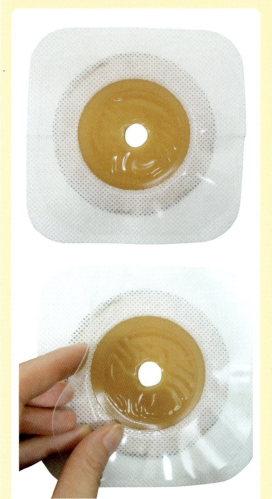

エスティーム シナジー® インビジクローズ® ドレインパウチ（コンバテック）

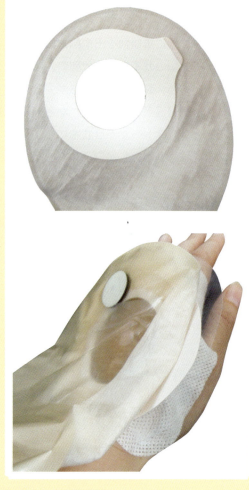

- 外周テープ付きはエスティーム®シリーズだけであり、複雑な腹壁にも追従する。
- 粘着部分の素材も軽く、コロプラストと比較し、軽い使用感である。

1章A ストーマ装具選択に必要な分類について
1章B システム
1章C 面板
1章D 面板機能補助具
1章E フランジ
1章F ストーマ袋

1章 キー装具から知ろう！
ストーマ装具選択のための特徴はやわかり！

F-1 ストーマ袋：ストーマ袋の構造

26 閉鎖型のストーマ袋

後藤真由美（ごとう・まゆみ）横浜市立大学附属病院 看護部／皮膚・排泄ケア認定看護師

閉鎖型のストーマ袋は…

特徴
- ストーマ袋に排泄物を出す排出口がない。
- ストーマ袋のサイズが開放型の袋に比べて小さいため、装着時の違和感が少ない。
- 公衆浴場（温泉などを含む）などで使用することで、ストーマが目立ちにくい。
- ガスを抜くための脱臭フィルターが内蔵されている。
- 1日1～2回装具を剥離し、ストーマおよび周囲皮膚のスキンケアができる（下着感覚で使用できる）。

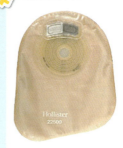
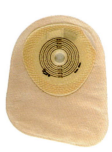

モデルマフレックスSFクローズ（ホリスター）

装具選択のヒント

適している状況
- 1日の排便回数が1～2回に安定した、結腸ストーマ。
- 灌注排便法で排泄管理をしている結腸の永久的ストーマ。
- 分離型のストーマの粘液瘻で、粘液の排泄が多く、パッドやガーゼの使用では頻回な交換が必要となる場合。
- 公衆浴場の利用や、スポーツ時の短期使用の場合。

適さない状況
- 1日の排便回数が多く、頻回な排泄が認められる消化管ストーマ。
- 尿路ストーマ。

メリット
- ストーマ袋のサイズが小さいため、装着時の違和感が少ない。
- 1日1～2回装具を剥離し、ストーマおよび周囲皮膚のスキンケアができる。

デメリット
- 排便パターンが安定しているケースにしか使用できない。
- 袋のサイズが小さいため、容量以上の排便があった場合、装具を交換しなければならない。
- ストーマ袋に排泄物の排出口がないため、排泄物の処理に手間がかかる（装具を剥離後、ストーマ袋を逆さまにし、排泄物をトイレに廃棄しなければならない）。
- ストーマ袋は使い捨てのため、経済的な負担がある。

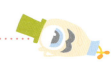

キー装具以外の閉鎖型のストーマ袋

■ノバライフ1 クローズ（ダンサック）

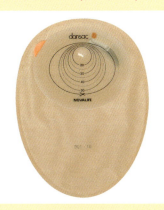

- 面板の初孔が上部に設定されており、ストーマ袋上部のスペースがコンパクトなため、面板の端が折れにくく腹壁にフィットしやすい単品系のストーマ袋である。そのため、小柄な人や、スポーツ・入浴時などの短期使用に適している。
- さらにコンパクトなミニタイプの消化管用閉鎖型もある（ノバライフ1ミニクローズ）。
- ストーマサイズが 55 × 70mm までの消化管ストーマに使用できる。

■コロプラストロックパウチUM®（コロプラスト）

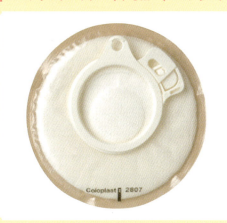

- 二品系の尿路用のストーマ装具のストーマ袋の閉鎖型である。
- ストーマ袋内に高分子吸収体が内蔵されており、最大約 100mL の排泄物を吸収することができるので、入浴などの際に使用できる。
- ストーマサイズが 45 × 45mm までの尿路ストーマに使用できるが、同メーカーの面板の使用が必要になる。

■ユーケアー®・Cc（アルケア）

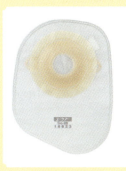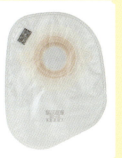

- 単品系の閉鎖型のストーマ袋に、浅い凸面型の面板を備えた装具である。
- 自由開孔はなく、既製孔のみとなる。
- 凸面機能を備えているため、ストーマベルトの併用もできる。

■エスティーム® クローズパウチ（コンバテック）

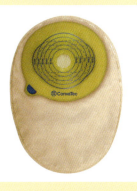

- ストーマサイズの大きい人に使用できる単品系のストーマ袋である。
- ストーマサイズが 70 × 70mm の消化管ストーマに使用できる。

1章 キー装具から知ろう！
ストーマ装具選択のための特徴はやわかり！

F-1 ストーマ袋：ストーマ袋の構造

27 開放型のストーマ袋

後藤真由美（ごとう・まゆみ）横浜市立大学附属病院 看護部／皮膚・排泄ケア認定看護師

開放型のストーマ袋は…

特徴

- あらゆる時期の消化管ストーマに使用できる。
- 単品系・二品系のストーマ装具でも、最も使用頻度の高いストーマ袋であり、種類が多いため、選択肢が広い。
- 排泄物の性状によって、排出口のタイプを選択できる。
- ストーマ袋には防臭フィルムが使用され、排泄物のにおいが外に漏れない。

キー装具

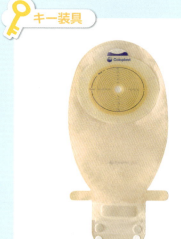

①センシュラ1（コロプラスト）

装具選択のヒント

消化管ストーマで閉鎖型のストーマ袋を選択している人以外は、すべて開放型のストーマ袋でストーマ管理を行っているのが現状で、多くの種類の開放型のストーマ袋が販売されています。三富は、「開放型のストーマ袋は消化管ストーマに使用する」[1]と述べています。

適している状況
- 消化管ストーマの術直後から退院後のあらゆる時期。
- 排泄物の量や性状によって、排出口が選択できる（オープンエンド・ドレーナブル・コック式など）。

適さない状況
- 尿路ストーマ。

メリット
- 消化管ストーマは、開放型のストーマ袋で管理できる。
- 排泄物が水様で量が多い場合は、コック式の排出口を選択することでドレナージができるため、特に夜間は患者の安眠につながる。
- 排便時には、排出口から排便をトイレに流すのみでよい。
- 種類が多いため、ストーマ袋の色や閉鎖具などと合わせて選択できる。

デメリット
- 排便時の排泄物の処理の際に、ストーマ袋の排出口に便が付着していると、においの原因になるため、ケアが必要である。
- 小柄な人や下腹部にストーマを造設した人などは、ストーマ袋の裾の部分が鼠径部などに当たり、不快感がある。

キー装具以外の開放型のストーマ袋

②ノバ2 フォールドアップ（ダンサック）

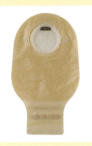

- 二品系の閉鎖具一体型の開放型のストーマ袋である。
- ストーマ袋の裏には、不織布が裏打ちされている。
- ストーマサイズによるが、平面型・浅い凸面型・凸面型などの面板の使用が可能。
- ストーマ袋のサイズは265mm×148mmと平均的だが、小さい袋を希望する人には、同型でミニタイプの225mm×128mmのストーマ袋（ノバ2ミニフォールドアップ）が選択できる。

③ポスパック・K（アルケア）

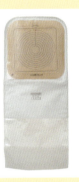

- 消化管ストーマの術直後に使用されることが多い単品系。
- ストーマ袋がオープンエンド型で容量が大きいのが特徴。
- 術直後のほかには、ストーマ合併症（ストーマ脱出、ストーマ近接部のがんの再発など）によって、ストーマのサイズが大きくなった場合などに選択することがある。

④モデルマフレックスFTイレオストミーパウチ（ホリスター）

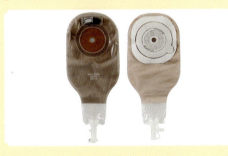

- 回腸ストーマや、水様便の多い結腸ストーマに選択される。
- ストーマ袋のサイズが340mm×145mmと大きく、排出口がコック式になっているため、排出処理が簡単にできる。
- 夜間はドレナージも可能である。
- ストーマ袋のサイズが大きいため、装着時の違和感は一般的なサイズの袋に比べると大きい。

別の角度からの比較

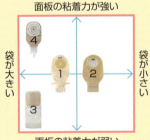

　一般的に水様便を管理する回腸ストーマ用の「④モデルマフレックスFT イレオストミーパウチ」は容量も大きく面板の粘着力が強い。逆に術直後に使用する「③ポスパック・K」は容量は大きいが、連日の交換が可能なように粘着力が弱い。
　「①センシュラ1」と「②ノバ2 フォールドアップ」は袋の容量こそ差があるが、標準的に使用されているストーマ袋といえる。

1章 キー装具から知ろう！
ストーマ装具選択のための特徴はやわかり！

F-2 ストーマ袋：ストーマ袋の色

28 透明・半透明のストーマ袋

後藤真由美（ごとう・まゆみ）横浜市立大学附属病院 看護部／皮膚・排泄ケア認定看護師

はじめに

熊谷らが完成させた「ストーマ装具選択に必要な装具分類」[2]では、ストーマ袋の亜分類でストーマ袋の色を挙げ、仕様のなかで透明・半透明・肌色・白色と分類しています。しかし、最新のストーマメーカーの製品カタログでは、透明と半透明のストーマ袋が一緒に表記されているものが多くなっています。そこで、本項では、透明・半透明、肌色、白色としてストーマ袋について述べます。

透明・半透明のストーマ袋は…

特徴

- ストーマ装具を装着したまま、ストーマや排泄物が観察できる。
- 単品系装具でもストーマ袋を通してストーマを見ながら貼付することができる。
- 尿路ストーマ袋のほとんどが透明である。
- 透明のストーマ袋でもストーマ袋の裏面には、白色や肌色の不織布が付いている場合が多い。

キー装具

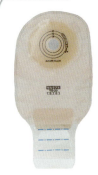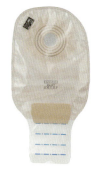

セルケア®1・TD（アルケア）

装具選択のヒント

ストーマ袋の選択については、ストーマや排泄物の観察の有無と、患者の希望が優先され、具体的な選択基準はないと考えてよいでしょう。

適している状況
- 術直後などに、ストーマの色調や排泄物の色、出血など、経時的に観察する必要がある場合。
- ストーマを直視しながら、単品系を貼付したい場合。
- 術後のストーマセルフケア指導開始時。

不適な状況
- ストーマや排泄物がストーマ袋に入っているのを見たくない希望がある場合。
- 公衆浴場などで、ストーマをできるだけ目立たせたくない場合。
- 薄手の衣服着用時に、ストーマを目立たせたくない場合。

メリット
- ストーマや排泄物の状況を、装具を装着したままで観察できる。
- 単品系を貼付する際に、ストーマを直視しながら位置の確認ができる。

デメリット
- ストーマや排泄物が常に見えてしまう。
- 公衆浴場や薄手の衣服着用時に、ストーマが目立ちやすい。

キー装具以外の透明・半透明のストーマ袋

アクティブライフ® ドレインパウチST-2（コンバテック）

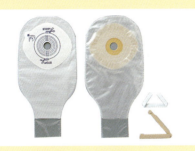

- 単品系の平面型で、消化管用の透明なストーマ袋である。
- ガス抜き用の脱臭フィルターが内蔵されていないため、術直後の装具として選択できる。
- 透明度が高いので、ストーマや排泄物の観察が容易にできる。
- ストーマサイズが64mmまでの消化管ストーマに使用できる。
- ストーマ袋は標準的なサイズである。

ノバ1 フォールドアップX3（ダンサック）

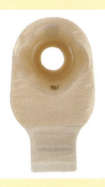

- 単品系の平面型で、消化管用の透明なストーマ袋である。
- ストーマ袋に脱臭フィルターが内蔵されている。
- ストーマサイズが46mmまでの消化管ストーマに選択できる。
- ストーマ袋は標準的なサイズである。

アシュラ ウロバッグU・FitクリアーLC（コロプラスト）

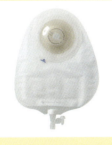

- 単品系の凸面型で、尿路用の透明なストーマ袋である。尿路ストーマ袋のなかでも透明度が高いため、ストーマや排泄物の観察が容易である。
- ストーマサイズが43mmまでの尿路ストーマの人に選択できる。
- ほかに透明度の高い尿路用のストーマ袋には二品系のニューイメージウロウルトラクリア（ホリスター）がある。

ニューイメージロックンロール（ホリスター）

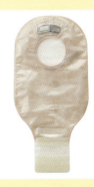

- 二品系の消化管用の半透明なストーマ袋である。
- 装具を装着したままでストーマや排泄物の観察は可能である。
- フランジ径が44・57・70mmの面板に組み合わせて使用する。
- ニューイメージシリーズには、イレオストミーパウチ（開放型）、ロックンロールミニ（開放型）、ミニクローズ（閉鎖型）、ウロ（尿路用）の半透明な袋がある。

1章 キー装具から知ろう！
ストーマ装具選択のための特徴はやわかり！

F-2 ストーマ袋：ストーマ袋の色

29 肌色のストーマ袋

後藤真由美（ごとう・まゆみ）横浜市立大学附属病院 看護部／皮膚・排泄ケア認定看護師

肌色のストーマ袋は…

特徴

- 消化管・尿路用のストーマ袋がある。
- ストーマや排泄物など、ストーマ袋の内容物が見えない。
- 公衆浴場（温泉を含む）などで使用することで、ストーマが目立ちにくい。
- 薄着や薄い色の衣服の着用時でもストーマが目立ちにくい。
- ストーマ袋に脱臭フィルターが内蔵されているものが多い。

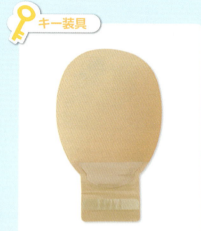

キー装具

ノバライフ1（ダンサック）

装具選択のヒント

　肌色のストーマ袋は、透明の次に市場で多く販売されているといっても過言ではありません。その選択基準としては、自身の経験から、私はストーマの経時的な観察の必要性の有無と患者の希望と考えます。

適している状況
- ストーマや排泄物がストーマ袋に入っているのを見たくないという要望がある場合。
- 公衆浴場などで、ストーマができるだけ目立たないようにしたい場合。
- 薄手の衣服着用時に、ストーマを目立たせたくない場合。

不適な状況
- 術直後などに、ストーマの色調や排泄物の色、出血など、経時的に観察する必要がある場合。
- ストーマを直視しながら、単品系を貼付したい場合。
- 術後のストーマセルフケア指導開始時。

メリット
- 消化管ストーマはこのタイプのストーマ袋で管理ができる。
- ストーマ袋からストーマや排泄物が見えないため、公衆浴場などで使用するとストーマが目立たない。
- 衣服からストーマが透けて見えないため、薄着や薄い色の衣服の着用時でも気にならない。

デメリット
- 単品系の場合は、ストーマを見ながら貼付ができないため、慣れるまで時間を要する。
- ストーマを観察する場合は、装具を剝離しなければならない。

キー装具以外の肌色のストーマ袋

センシュラ2 フレックスバッグ（ナチュラル）（コロプラスト）

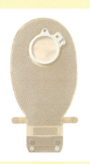

- 粘着式装具で使用する閉鎖具一体型の肌色のストーマ袋。
- 平面型の面板の場合はストーマサイズが88mm、凸面型の面板の場合は56mmまでの消化管ストーマに選択できる。
- センシュラフレックスシリーズには、ミニ（閉鎖型）、クローズバッグ（閉鎖型）、ウロバッグの肌色のストーマ袋がある。

ユーケアー®・TD（アルケア）

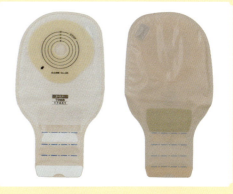

- 単品系の閉鎖具一体型の肌色のストーマ袋。タイプは、自由開孔の面板のみである。
- ストーマサイズが59mmまでの消化管ストーマに選択できる。
- ユーケアー®シリーズには、排出口閉鎖具を付帯していないユーケアー®・D（開放型）、ユーケアー®・C（閉鎖型）の肌色のストーマ袋がある。

ノバライフ2 オープン（ダンサック）

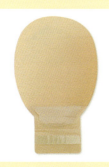

- 二品系の閉鎖具一体型の肌色のストーマ袋。
- フランジ径が36・43・55・70mmで、ストーマサイズが62mmまでの消化管ストーマに選択できる。
- そのほかにノバ2ライフシリーズには、ミニオープン（開放型）、マキシオープン（開放型）、クローズ・ミニクローズ（閉鎖型）の肌色のストーマ袋がある。

モデルマフレックスSF ロックンロール肌（ホリスター）

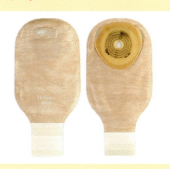

- 単品系の閉鎖具一体型の肌色のストーマ袋。
- ストーマサイズが55mmまでの消化管ストーマに選択できる。
- そのほかにモデルマフレックスシリーズには、モデルマフレックスSF ロックンロールオーバル肌（開放型）、ミニ肌（開放型）、クローズ（閉鎖型）の肌色のストーマ袋がある。

1章 キー装具から知ろう！
ストーマ装具選択のための特徴はやわかり！

F-2 ストーマ袋：ストーマ袋の色

30 白色のストーマ袋

後藤真由美（ごとう・まゆみ）横浜市立大学附属病院 看護部／皮膚・排泄ケア認定看護師

はじめに

現在国内で販売されているストーマ袋は多数ありますが、白色のストーマ袋の数は、かなり少なくなっています。ストーマ袋のほとんどは透明（半透明含む）・肌色と考えてよいでしょう。

白色のストーマ袋は…

特徴

- 尿路ストーマの人に選択できる。
- 袋が白色のため、ストーマや排泄物が見えにくい。
- ストーマ袋全面に不織布が裏打ちされているため、蒸れにくい。

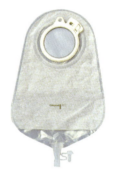

アシュラ ロックパウチ UC・Fit（コロプラスト）

装具選択のヒント

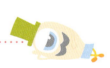

私自身のケア経験では、ストーマ袋の選択時に、白色のストーマ袋を希望されるケースはほとんどありません。ストーマ袋の白色に関する選択基準は、患者の希望以外ないと考えてよいでしょう。

適している状況

- ストーマや排泄物がストーマ袋に入っているのを見たくないという要望がある場合。

不適な状況

- 術直後などに、ストーマの色調や排泄物の色、出血など、経時的に観察する必要がある場合。
- ストーマを直視しながら、単品系を貼付したい場合。
- 術後のストーマセルフケア指導開始時。

メリット

- ストーマ袋内の観察がしやすい。
- 透明なストーマ袋に比べて、ストーマや排泄物が目立ちにくい。

デメリット

- 肌色のストーマ袋に比べて、ストーマや排泄物が見えてしまう。
- 薄着の場合はストーマや排泄物が透けてしまう場合があるため、薄い色の衣服を着用しにくい。

キー装具以外の白色のストーマ袋

■ アシュラ ウロバッグ UC・Fit クリアーLC（コロプラスト）

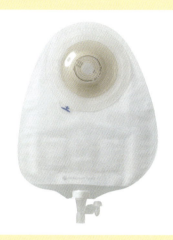

- 浅い凸面型の単品系で尿路ストーマの人に選択できる白色のストーマ袋である。
- ストーマサイズが43mmまでで使用できる。
- 同タイプで平面型の単品系としては、アシュラウロバッグ UC・Fit クリアーがある。

■ プロケアー®1・フリーカット D（アルケア）

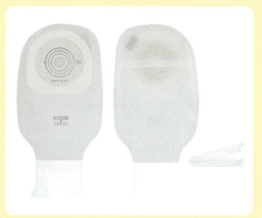

- 単品系で、消化管ストーマの人に選択できる白色のストーマ袋である。
- ストーマ袋そのものは透明だが、ストーマ袋全面が白色の不織布で覆われており、ストーマ袋前面の部分が窓になっているのが特徴である。装具貼付時などには、窓の部分からストーマの位置を確認できる。
- ストーマサイズが49mmまでの人に使用できる。同タイプで閉鎖型のストーマ袋として、プロケアー®1・フリーカットCがある。

■ イージフレックス キッズバッグ EC・C（コロプラスト）

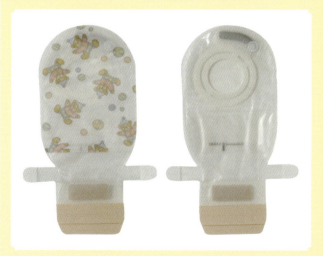

- 新生児から小児用の二品系で粘着式の装具の白色にクマ柄のストーマ袋である。
- 消化管ストーマに選択できる。
- ストーマサイズが25mmまでで使用できる。

1章 キー装具から知ろう！
ストーマ装具選択のための特徴はやわかり！

F-3 ストーマ袋：閉鎖具

31 閉鎖具一体型の閉鎖具

廣川友紀（ひろかわ・ゆき）株式会社エム・ピー・アイ オストミー事業部 学術担当／
皮膚・排泄ケア認定看護師

はじめに（p.80～85に共通していえること）

閉鎖具とは、採便袋の開放型袋の排出口を閉鎖する器具を指し、閉鎖具一体型と、閉鎖具分離型に使用する排出口閉鎖具に分類されます。閉鎖具一体型は、消化管用ストーマ袋の排出口閉鎖具があらかじめ付帯しているものであり、マジックテープ®で巻き上げる形状になっています。また、閉鎖具分離型に使用する排出口閉鎖具には、閉鎖具一体型以外の消化管用開放型ストーマ袋に用いる、クリップ、クランプ、ワイヤーがあり、そのほかに輪ゴムや事務用クリップがあります。

閉鎖具一体型の閉鎖具は…

特徴

- 閉鎖具一体型は、消化管用ストーマ袋に排出口閉鎖具があらかじめ付帯している。
- マジックテープ®で巻き上げる構造になっているため、操作手順を習得できれば簡便に使用できる。
- 付帯されている閉鎖具は、メーカーや製品によって形状・構造が異なるため、閉鎖手順や閉鎖に要する時間が多少異なる。
- それぞれの特徴を十分に理解し、患者の手指の巧緻性、末梢神経障害の有無、視力などの身体的特徴をアセスメントして適切な装具を選択する。
- 製品改良によって排出口閉鎖具の形状変更が生じることがあるため、定期的に確認する必要がある。

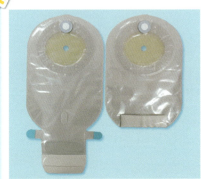

センシュラ ミオ1（コロプラスト）

装具選択のヒント

適している状況
- 簡便な排出口の開閉を希望している患者に適している。
- 閉鎖時に要する力が小さいマジックテープ®の構造のため、末梢神経障害や高齢に伴う握力低下がある場合に適している。
- 排出口の裏にマジックテープ®が付いているため、便の排出時の操作が容易である。
- 片麻痺で、片手での操作が必要な患者も使用することができる。

適さない状況
- 認知症や理解力が不足している患者には不適応なため、家族などの協力が必要である。

メリット
- 排出口を不織布の下に収納できるので、コンパクトなサイズになる。
- 左右のベルクロ付きフラップの先端部分が色分けされており、以前の製品より見やすくなっている。

デメリット
- 閉鎖手順が多いため、手技を習得するのに少々時間を要することがある。
- 排出口閉鎖具に不具合が生じた場合、装具もしくはストーマ袋ごと交換する必要がある。
- マジックテープ®同士をしっかりかみ合わせないと、排泄物が漏れてしまうことがある。

キー装具以外の閉鎖具一体型の閉鎖具

セルケア®1・TD（アルケア）

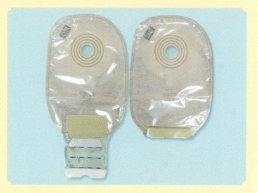

- 開閉が簡便にできるため、高齢者や末梢神経障害がある場合に適している。
- 折り上げラインが青線でマークされており、操作を誘導する仕組みになっている。視力低下のある高齢者などでも見やすく、誤操作を防止できる。
- 形状保持プレートで排出口が開いた状態に保たれ、便排出と拭い取りが行いやすい。

やわぴた（ホリスター）

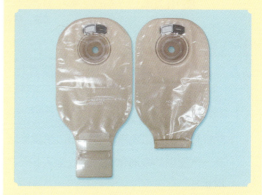

- 指先でマイクロシールのかみ合わせを感じることができ、確実な閉鎖を実感できる。
- 排出口がカーブした形状になっており、開閉が片手で容易にできる装具もある。
- マイクロシールのかみ合わせに、やや力を要する。

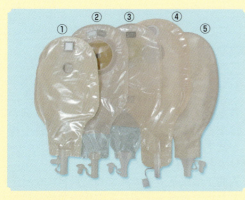

コック式・キャップ式
① ノバ1 イレオストミーX5（ダンサック）
② モデルマフレックスFTイレオストミーパウチ（ホリスター）
③ バリケア®ナチュラ イレオストミーパウチ（コンバテック）
④ セルケア®1・Dキャップ（アルケア）
⑤ センシュラ1 イレオ（コロプラスト）

- 排泄物が水様性の場合、イレオストミー用のコック式・キャップ式の排出口装具を選択すると、簡便に操作できる。
- 排液バッグに接続することもできるため、水様排泄物の多い患者に適している。
- メーカーによってキャップの形状、開閉の向きなどが異なるので、利き手や使い勝手などを確認しておくことが必要である。
- 排泄物の形状が固形の場合、便排出が困難となり詰まってしまうことがあるため、キャップの上部をカットして、閉鎖具分離型に使用する排出口閉鎖具を使用することがある。あらかじめほかの排出口閉鎖具についても説明しておくとよい。

1章 キー装具から知ろう！
ストーマ装具選択のための特徴はやわかり！

F-3 ストーマ袋：閉鎖具

32 閉鎖具分離型に使用する排出口閉鎖具

廣川友紀（ひろかわ・ゆき）株式会社エム・ピー・アイ オストミー事業部 学術担当／
皮膚・排泄ケア認定看護師

閉鎖具分離型に使用する排出口閉鎖具は…

特徴

- 閉鎖具分離型に使用する排出口閉鎖具は、閉鎖具一体型以外の消化管用開放型ストーマ袋に使用する。
- 閉鎖具一体型が発売される以前にストーマを造設した患者は、現在でも長年の習慣から閉鎖具分離型に使用する排出口閉鎖具を好んで使用している。
- 閉鎖具に不備や劣化が生じても、装具交換を必要とせず、閉鎖具のみの交換が可能である。
- 長期に使用すると劣化することがあり、定期的に交換する必要がある。

キー装具：クリップ（カーブのある形状）

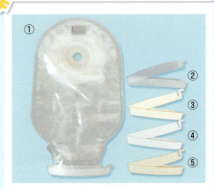

① イレファイン®・D（アルケア）
② ドレナブルクリップ（アルケア）
③ クランプ（ダンサック）
④ アシュラドレインクリップ（コロプラスト）
⑤ ドレインストッパー肌（ホリスター）

装具選択のヒント

適している状況

- 閉鎖具一体型以外の消化管用開放型ストーマ袋の装具を使用する患者に適している。
- 閉鎖具一体型は装具の単価が高くなることがあり、短期交換で装具の単価が安いものを希望している患者に適している。

適さない状況

- 長年クリップを使用し管理してきた患者の場合、身体的状況などから使用が困難となるまでは無理な装具変更はしないほうが望ましい。閉鎖具一体型やほかの閉鎖具分離型に使用する排出口閉鎖具に変更する場合には、十分な説明と指導を行う。
- 下部消化管用開放型ストーマ袋の排出口を折り返しクリップで挟み閉鎖するという細かい作業を要することから、手指の巧緻性や視力が低下している患者には不適である。

メリット

- 人間工学に基づきカーブした形状になっているため、腹部・大腿などの体の曲線部に対してフィットし目立ちにくくなっている。

デメリット

- 硬さがあり、大腿や腹部に当たって皮膚を損傷してしまうことがある。患者によっては、手製カバーを使用していることがある。
- ストーマ装具と排出口閉鎖具が別々のため、紛失の可能性がある。

キー装具以外の閉鎖具分離型に使用する排出口閉鎖具

クリップ（カーブのない形状）

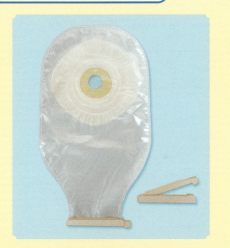

アクティブライフ®ドレインパウチST-2（コンバテック）

- クリップとしては小さく目立ちにくくなっている。
- ストーマ袋の付属品であるため、個別販売をしていない。
- フックの開閉に力を要する。
- カーブのない形状のため、腹部、大腿などに当たって皮膚を損傷してしまう恐れがあり、手製カバーで保護をして使用することがある。

クランプ

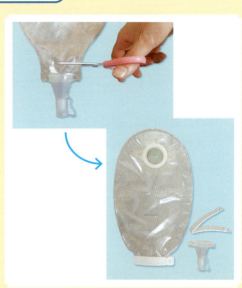

センシュラ2 イレオ（コロプラスト）

- クリップと比較し、操作に力を要さず管理できる。
- 人間工学に基づきカーブした形状になっているため、腹部・大腿などの体の曲線に対してフィットし目立ちにくくなっている。
- 二品系イレオストミー用ストーマ袋の付属品であるため、個別販売をしていない。
- 確実に閉鎖しないと漏れてしまうため、使用方法を十分に説明する必要がある。

ワイヤークリップ

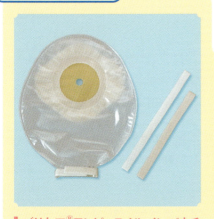

バリケア®ワンピース ドレインパウチ 小児用（コンバテック）

- 閉鎖具一体型以外の消化管用開放型ストーマ袋に用いられ、各種メーカーの装具に使用できる。
- ポリウレタンフォームとワイヤーで構成されており、柔らかく操作に力を要さない。
- 体が小さい小児の場合、折幅を調節することで排出口をコンパクトにすることができる。
- 排出口の折り畳み方向を誤りやすいため、使用方法を十分に説明する必要がある。
- 小児ではワイヤー部分が直接皮膚に当たらないように、カバーをかけて使用する。
- 細く柔らかい形状から、閉鎖の確実性に不安を感じる患者もいる。

33 その他の排出口閉鎖具

F-3 ストーマ袋：閉鎖具

廣川友紀（ひろかわ・ゆき）株式会社エム・ピー・アイ オストミー事業部 学術担当／皮膚・排泄ケア認定看護師

その他の排出口閉鎖具は…

特徴

- 術直後用装具は、排出口から手を差し入れられるため操作しやすく、創部から離れたところで排泄処理ができるようにストーマ袋が長く、排出口が広くなっている。そのため、開閉操作が簡便な輪ゴムが、排出口閉鎖具として付属品になっている。
- 閉鎖具一体型が発売される以前のストーマ造設患者で、輪ゴムを使用していることがある。

キー装具：輪ゴム

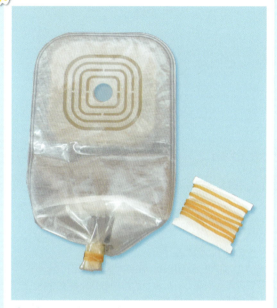

ポスパック・K（アルケア）

装具選択のヒント

適している状況
- 閉鎖具一体型以外の消化管用開放型ストーマ袋の装具を使用し、便排出口をコンパクトにしたい患者に適している。
- 小児では体の面積が小さいため、硬さがあるものや大きいものを避ける必要があり、排出口を折りたたんで小さくまとめることが可能な輪ゴムが排出口閉鎖具として適している。

メリット
- 個別販売もしており、安価である。
- 排出口をアコーディオン状に折り畳み、閉鎖することでコンパクトにできる。

デメリット
- 長期間使用していると緩んだり切れてしまうため、定期的に交換する必要がある。

キー装具以外の排出口閉鎖具

事務用クリップ

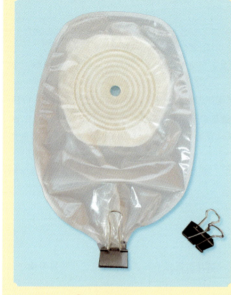

▶プロキシマ®プラス（ビー・ブラウン）

- 閉鎖具一体型以外の消化管用開放型ストーマ袋に使用する。
- 事務用品のため素材は硬く、違和感を生じたり、角などで皮膚障害を起こしたりすることもあるため、手製カバーなどで保護して使用することを勧める。
- 服などに引っ掛かり外れてしまうことがあるため、注意が必要である。

排出口閉鎖具を選択するにあたって（p.80〜85に共通していえること）

　看護師が「簡単で患者にとって良い方法」だと思って患者に勧めても、患者にとっては慣れ親しんだ方法が「簡単で良い方法」であることがあります。患者の好みを否定することなく、安全・確実な使用方法を考え指導するとともに、患者の身体的変化に応じて装具の変更が必要な際には、十分なアセスメントをして変更することが望ましいです。常に「誰にとって最善の方法」なのかということを第一に考えてください。

1章　引用・参考文献一覧

● A

1) 大村裕子ほか．社会復帰ケアにおけるストーマ装具選択基準の一提案．日本ストーマ・排泄リハビリテーション学会誌．25, 2009, 133-46.
2) 山田陽子ほか．適正なストーマ装具選択のためのストーマ・フィジカルアセスメントツール作成の試み．日本ストーマ・排泄リハビリテーション学会誌．25, 2009, 113-23.
3) 熊谷英子ほか．ストーマ装具選択に必要な装具分類．日本ストーマ・排泄リハビリテーション学会誌．25, 2009, 103-12.
4) 大村裕子編．「ストーマ装具選択基準」で導くストーマ装具選択の実際．東京，へるす出版，2011, 179p.
5) 穴澤貞夫ほか編．ストーマ装具選択ガイドブック：適切な装具の使い方．東京，金原出版，2012, 167p.
6) 日本ストーマ・リハビリテーション学会編．ストーマリハビリテーション学用語集．東京，金原出版，1997, 159p.
7) 日本ストーマ・排泄リハビリテーション学会編．ストーマ・排泄リハビリテーション学用語集．第3版．東京，金原出版，2015, 32.
8) 前掲書7). 135-6.

● B

1) 秋山結美子．"ストーマ装具の種類・特徴と分類"．ストーマ装具選択ガイドブック：適切な装具の使い方．大村裕子ほか編．東京，金原出版，2012, 22-7.
2) 木下紗智子．"装具の選択"．実践ストーマ・ケア．穴澤貞夫編．東京，へるす出版，2000, 93-102.
3) 山本由利子．ストーマ装具選択のポイント：パワーアップ版．大阪，メディカ出版，2008, 177p.

● C-3、4

1) 穴澤貞夫ほか編．ストーマガイドブック適切な装具の使い方．東京，金原出版，2012, 164p.
2) 熊谷英子．"ストーマ装具選択に必要な装具分類"．「ストーマ装具選択基準」で導くストーマ装具選択の実際．大村裕子編．東京，へるす出版，2012, 20-8.
3) 日本ストーマ・排泄リハビリテーション学会編．ストーマリハビリテーション用語集．第3版．東京，金原出版，2015, 135.
4) 秋山結美子．"ストーマ装具の種類と選択／皮膚保護剤の種類と特徴"．ストーマケアのコツとワザ：ベテラン認定看護師がやさしくナビ！これ一冊でばっちり理解．消化器外科ナーシング．2014年秋季増刊，2014, 36-45.

● C-5

1) 山本由利子編．"ストーマ用品の種類"．3STEPでわかる・できる！ストーマケアBASIC．消化器外科ナーシング2008年秋季増刊．大阪，メディカ出版，2008, 108-9.
2) 熊谷英子．"ストーマ装具選択に必要な装具分類"．「ストーマ装具選択基準」で導くストーマ装具選択の実際．大村裕子編．東京，へるす出版，2011, 25.
3) 堀友子．"フリーカットとプレカット"．カラー写真で見てわかるストーマケア：基本手技・装具選択・合併症ケアをマスター．大村裕子編．大阪，メディカ出版，2006, 55-7.
4) 日本ストーマ・リハビリテーション学会編．ストーマリハビリテーション学用語集．第2版．東京，金原出版，2003, 51.

5）片山育子ほか編."面板のいろいろ".はじめてのストーマケア.大阪,メディカ出版,2007,20.
6）積美保子."ストーマ装具の種類と選択".ストーマケア.伊藤美智子編.東京,学習研究社,2004,42,（NursingMook,15）.
7）佐藤美和."ストーマ用品の種類と選択のポイント".ストーマケアの実践.松原康美編.東京,医歯薬出版,2007,79,（ナーシング・プロフェッション・シリーズ）.

● D（18）

1）熊谷英子."ストーマ装具選択に必要な装具分類".「ストーマ装具選択基準」で導くストーマ装具選択の実際.大村裕子編.東京,へるす出版,2011,25.

● F-1、2

1）三富陽子."ストーマ装具からみた選択ガイド：この装具はこんなストーマに使われる".ストーマ装具選択ガイドブック：適切な装具の使い方.穴澤貞夫ほか編.東京,金原出版,2012,45-53.
2）熊谷英子ほか.ストーマ装具選択に必要な装具分類.日本ストーマ・排泄リハビリテーション学会誌.25（3）,2009,103-12.
3）大村裕子.「ストーマ装具選択基準」で導くストーマ装具選択の実際.東京,へるす出版,2011,179p.
4）穴澤貞夫ほか.ストーマ装具選択ガイドブック：適切な装具の使い方.東京,金原出版,2012,167p.
5）山本由利子編.3stepでわかる・できる！ストーマケアBASIC.消化器外科ナーシング2008年秋季増刊.大阪,メディカ出版,2008,215p.
6）松原康美.ストーマケアの実際.東京,医歯薬出版,2007,172p,（ナーシング・プロフェッション・シリーズ）.

● F-3

1）熊谷英子.ストーマ装具選択に必要な装具分類.日本ストーマ・排泄リハビリテーション学会誌.25（3）,2009,103-11.
2）日本ストーマ・リハビリテーション学会編集.ストーマリハビリテーション学用語集.第2版.東京,金原出版,2003,169p.
3）大村裕子."ストーマ装具選択に必要な装具分類".「ストーマ装具選択基準」で導くストーマ装具選択の実際.大村裕子編.東京,へるす出版,2011,26-7.
4）秋山結美子.ストーマ装具選択ガイドブック：適切な装具の使い方.穴澤貞夫編.東京,金原出版,2012,267-9.
5）山本由利子."ストーマ袋の違いは？".パワーアップ版ストーマ装具選択のポイント.大阪,メディカ出版,2008,41-2.
6）末永きよみ."閉鎖具".カラー写真で見てわかるストーマケア：基本手技・装具選択・合併症ケアをマスター.大村裕子編.大阪,メディカ出版,2006,82-6.
7）田村由美."装具交換の基準と判断".ストーマケア：エキスパートの実践と技術.日本ET/WOC協会編.東京,照林社,2007,92-3.

2章

管理時期別でまるわかり！＆合併症が起こっても慌てない！

ストーマ装具選択のポイント

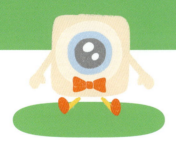

A 術直後の装具選択のポイント

工藤礼子（くどう・れいこ）国立がん研究センター中央病院 看護部 副看護師長／皮膚・排泄ケア認定看護師

消化管ストーマの術直後の装具選択のポイント

本項では術直後を、手術終了直後から、創傷治癒の過程とセルフケア導入までの間を指すこととします。最近では入院期間の短縮によって、セルフケア導入が早まる傾向があります。ストーマ創は腸と皮膚という異なる組織、また「汚染扱い」の腸と清潔な皮膚を縫い合わせるという特殊なものです。近くに正中創やドレーンなどがあることも多く、管理に注意が必要です。

1 結腸ストーマの装具選択のポイント（表1）

この時期のケアの目的は、創傷治癒環境を整え、ストーマの成熟を促進すること、また術後早期合併症の予防と早期発見、スムーズなセルフケアの導入を準備することです。

これらのことを加味したうえで、装具選択のポイントを考えていきます。

ここでは結腸ストーマと回腸ストーマに分けて装具選択のポイントを解説します。

（表1） 結腸ストーマの装具選択のポイント

ストーマ袋	
・透明のストーマ袋	・脱臭フィルターのないストーマ袋

面板	
・粘着力が強くない皮膚保護剤 ・自由開孔の面板 ・柔らかい面板	・皮膚保護剤に静菌作用がある（手術終了直後〜術後2日目くらい） ・吸水作用がある皮膚保護剤 ・皮膚保護性がある粘着剤

装具の種類	
・単品系下部消化管開放型の装具（手術終了以後〜術後2日目くらい）	・浮動型フランジの二品系面板＋下部消化管用開放型のストーマ袋（術後1日目〜社会復帰時の装具選択まで）

(表2) 粘着力が強くない皮膚保護剤

カラヤ系皮膚保護剤	天然カラヤ ガムが主体のもの
合成系皮膚保護剤	CMC[※1]、ペクチン、ゼラチンが親水性ポリマー[※2]として配合されたもの
混合系皮膚保護剤	カラヤ ガムと CMC 系皮膚保護剤とが混合されたもの

※1：CMC＝カルボキシルメチルセルロース
※2：親水性ポリマー＝吸水作用、pH の緩衝作用や制菌作用などの皮膚保護に作用する材質（注意：疎水性ポリマーは粘着力、耐久性に作用する材質）。

A ストーマ袋

1 透明のストーマ袋

透明のストーマ袋では、貼付したままで粘膜の色調や出血の有無などを観察できます。

2 脱臭フィルターのないストーマ袋

脱臭フィルターのないストーマ袋では、ストーマ袋が膨らむことで排ガスの確認ができます。脱臭フィルターがある場合には、製品に付属のシールで孔をふさぎます。

B 面板

1 粘着力が強くない皮膚保護剤（表2）

粘着力が強くない短期交換型の皮膚保護剤を選択することで、ストーマやストーマ周囲皮膚を観察したいときに剥離刺激を加えずに剥がすことができます。短期交換型の皮膚保護剤とは、カラヤ系、合成系、混合系で疎水性ポリマーの配合が少ないものを指します。

2 自由開孔の面板

面板孔を自由な大きさにカットできる自由開孔の面板では、いろいろなサイズのストーマに適応できます。

3 柔らかい面板

柔らかい面板はストーマ周囲の腹壁形状に適応できます（多少の凹凸があっても追従しやすい）。また、ストーマを傷つけません。

4 皮膚保護剤に静菌作用がある（手術終了直後～術後2日目くらい）

ストーマ粘膜皮膚接合部に付着した便や粘液の pH を弱酸性に緩衝するため、感染予防が期待できます。

5 吸水作用がある皮膚保護剤

術後は体温の上昇などのため発汗が多く、吸水作用のある皮膚保護剤を選択します。

6 皮膚保護性がある粘着剤

皮膚保護性によって皮膚の生理的機能を保持します。現在では、皮膚保護性のない粘着剤だけでできている装具はとても少ないです。

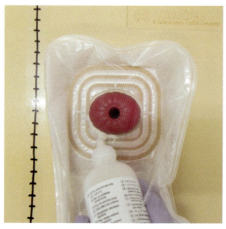

図1 ● 装具貼付後の粉状皮膚保護剤の散布

（表3）回腸ストーマの装具選択のポイント

ストーマ袋
・透明のストーマ袋 ・脱臭フィルターのないストーマ袋
面板
・粘着力が強すぎない皮膚保護剤 ・自由開孔の面板 ・皮膚保護性がある粘着剤
装具の種類
・浮動型フランジの二品系面板＋キャップタイプのストーマ袋（手術終了後～社会復帰装具選択まで）

C 装具の種類

1 単品系下部消化管用開放型の装具（手術終了以後～術後2日目くらい）

排出口が広いため袋のすそから手が入り、ストーマ基部に面板を密着させることが容易です。そのため装具装着後に粉状皮膚保護剤を散布することができます（図1）。排泄物の処理を創から離れたところででき、創に操作時の振動などが伝わらないため、患者さんへの負担が少ないことが特徴です。

2 浮動型フランジの二品系面板＋下部消化管用開放型のストーマ袋（術後1日目～社会復帰時の装具選択まで）

浮動型フランジの二品系面板と下部消化管用開放型のストーマ袋の組み合わせでは、接合時に腹部に圧迫を加えずにストーマ袋の付け替えができます。ストーマ袋を外して直接ストーマを観察することも可能です。また、必要に応じて粉状皮膚保護剤を散布できます。また、二品系接合部を少し外して排ガスの処理ができ、袋の向きを変えることができるため、排便処理もしやすくなります。粘着式（二品系装具で、面板とストーマ袋をシールで合わせる方式）でも同様の利点が得られますが、正しく粘着操作を行う必要があります。

2 回腸ストーマの装具選択のポイント（表3）

回腸ストーマでは静菌作用・吸水作用よりも耐久性を優先させるため、結腸ストーマとは少し異なる装具選択のポイントが挙げられます。単品系装具を選択している施設もあると思いますが、当院では表3の理由から二品系装具を選択しています。

A ストーマ袋

1 透明のストーマ袋

透明のストーマ袋は、貼付したままで粘膜の色調や出血の有無などが観察できます。

2 脱臭フィルターのないストーマ袋

袋が膨らむことで排ガスの確認ができるよう、脱臭フィルターのないストーマ袋を選択します。脱臭フィルターがある場合には、付属のシールで孔をふさぎます。排液をドレナージバッグにドレナージする場合には脱臭フィルターの有無は関係ありません。

B 面板

1 粘着力が強すぎない皮膚保護剤

ストーマやストーマ周囲皮膚を観察したいときに剥離刺激を加えずに剥がせるよう、粘着力が強すぎない短期交換型の皮膚保護剤を選択します。

2 自由開孔の面板

面板孔を自由な大きさにカットできる自由開孔の面板は、いろいろなサイズのストーマに適応できます。

3 皮膚保護性がある粘着剤

粘着剤に皮膚保護性があることで、皮膚の生理的機能を保持します。

C 装具の種類

浮動型フランジの二品系面板+キャップタイプのストーマ袋（手術終了後～社会復帰時の装具選択まで）

浮動型フランジの二品系面板とキャップタイプのストーマ袋の組み合わせでは、面板との接合時に腹部に圧迫を加えずにストーマ袋を付け替えられ、ストーマ袋を外して直接ストーマを観察することもできます。また、必要に応じて粉状皮膚保護剤を散布することも可能です。排便処理がしやすく、排便誘導のために袋の向きを変更できます。排液が大量の場合にはドレナージバッグに接続することができます。ドレナージバッグは一般的には蓄尿袋を活用します。排液が粘稠であったり、残渣が混じるような場合には専用のドレナージバッグを選択します（後述）。

術直後のストーマのアセスメントと装具選択のポイント

術直後にはストーマケアを行いながらストーマのアセスメントを行い、特に異常の有無を確認して、装具の選択につなげていきます。また、患者さんの全身状態に応じたタイミングと場所を考慮して、ストーマケアを行います。そして、ケアを行いながら患者さんへの心理的配慮を忘れずに、受け入れや安心につながるような言葉掛けを大切にし、それに対する言葉や目線などの反応をきちんととらえていくことが求められます。術直後のス

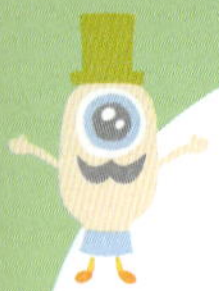

(表4) 術直後のストーマのアセスメント項目

アセスメント項目	詳細
ⓐストーマ粘膜の状態	・サイズ 縦、横（基部とトップの大きさが異なる場合には両方）、高さ（粘膜の高さではなく、皮膚から排泄口までの高さ）、排泄口の位置と向き ＊双孔式の場合には、口側、肛門側の両方をノギスを用いて正確に計測します。 ・色 全体の色が正常時と異ならないか、部分的に異なる場合には、その部位と範囲、色 ・弾力、つや
ⓑ粘膜皮膚接合部の状況	・出血、癒合の状況、浸出液、縫合糸の有無、潰瘍
ⓒ周囲の皮膚の状況	・ストーマ近接部、面板貼付部、面板貼付外周部の発赤、びらん、潰瘍、浸出液など
ⓓ周囲の腹壁の状況	・硬い、軟らかい、皮下脂肪の付き具合、しわやくぼみの有無、骨突出の有無など
ⓔ排泄物の性状、量	・水様便、残渣の多い水様便、軟便、泥状便など
ⓕ近接している創、ドレーン類	・近接している創、ドレーン類との位置関係、浸出液の量・性状
ⓖその他	・ロッド、ネラトンカテーテルなど
ⓗ面板の貼付状況	・よれているところ、溶けているところ、浮いているところ、剥がしやすさなど
ⓘ剥がした面板の状態	・溶解、膨潤の範囲（方向と距離）、便の付着、よれ、吸水状況など

トーマのアセスメント項目を表4に示します。

1 術直後のアセスメント、装具選択の流れ（図2）

術直後のストーマのアセスメント項目（表4）に基づいて観察し、特に異常のない場合には、表1、3の項目に記したようなポイントで術後の一般的な装具選択を行います。

施設や病棟ごとでスタンダードケアとして決められている装具選択の基準がある場合には、それに従います。スタンダードケアがある場合でも、その理由を理解する必要があります。

ケアのチェックリストがある施設も多いと思います。チェックリストは漏れなく観察するためには有効ですが、業務的に行ってしまうと合併症を見逃す危険性もあるので、注意してください。

①ケアの必要物品の準備
↓
②装具装着時の観察
アセスメント項目
ⓔ排泄物の性状、量 ⓕ近接している創、ドレーン類 ⓗ面板の貼付状況
↓
③装具の剥離
アセスメント項目
ⓘ剥がした面板の状態
↓
④ストーマ周囲皮膚の洗浄
↓
⑤ストーマとその周囲皮膚の観察
アセスメント項目
ⓐストーマ粘膜の状態 ⓑ粘膜皮膚接合部の状況 ⓒ周囲の皮膚の状況 ⓓ周囲の腹壁の状況 ⓕ近接している創、ドレーン類 ⓖその他
↓
⑥装具の貼付

図2● 術直後のストーマケアとアセスメントの流れ

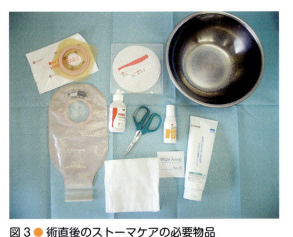

図3 ● 術直後のストーマケアの必要物品
粘着剥離剤（液体・ワイプ式）、洗浄剤、装具、皮膚保護剤（用手成形、粉状）、微温湯、ハサミ、不織布ガーゼ。

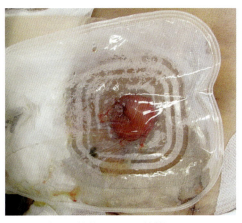

図4 ● 装具を装着している状態

A 術直後のケアの必要物品の準備（図3）

●術直後のケアの必要物品
①粘着剥離剤（液体・ワイプ式）②洗浄剤 ③不織布ガーゼ ④装具 ⑤皮膚保護剤（用手成形、粉状）⑥微温湯 ⑦ハサミ ⑧ビニール袋 ⑨吸水シート ⑩手袋 ⑪エプロン

術直後のストーマケアは患者さんに身体的・精神的負担をかけずに行います。これは、今後ストーマケアが「大変なこと」というイメージを植え付けないためにも大切です。必要物品をきちんと準備し、湯は使用時に適温になるように用意し、また寝衣やシーツなど周囲を汚染しないよう、ケア実施者も感染予防の視点をもって行います。

B 装具装着状態のアセスメントのポイント（図4）

装具を剥がす前に、まず装具を装着している状態でアセスメントを行います。

アセスメント項目は表4の⑥排泄物の性状・量 ⑦近接している創、ドレーン類 ⑧面板の貼付状況です。

装具全体が密着しているか、浮き上がりやめくれ、しわがないか、術創やドレーンからの影響はないかなどを観察します。袋内のガスや便のほか、血液、浸出液などが混じっていることもあるのでよく観察します。

C 剥離時のアセスメントのポイント（図5）

剥離時に剥がした面板の状態をアセスメントします。

アセスメント項目は表4の⑨剥がした面板の状態です。

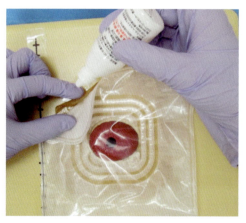

図5 ● 装具の剥離
粘着剥離剤を用いて皮膚と面板の間に指を滑らせ、愛護的に少しずつ剥がす。

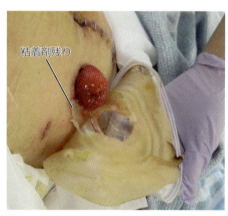 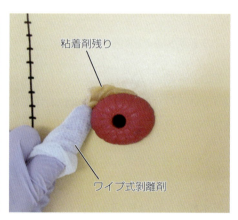

図6 ● 粘着剤の残りと除去
左：粘着剤が皮膚に残っている様子。右：粘着剤の残りを除去している様子。

　術直後の装具交換では排泄物による創の汚染を防ぐことが大切です。そのため、仰臥位で交換する場合には、正中創側から剥がし、排泄物が創に触れないように注意します。座位がとれる場合には、頭側から剥がします。創の近くに触れることになるので、患者さんへの声掛けを忘れずに行います。交換中の急な排便に備えて、ビニール袋や吸水シートを用います。特に回腸ストーマの場合には急な排便に注意します。

　剥離刺激を避けるために、粘着剥離剤を用いて皮膚と面板の間に指を滑らせ、愛護的に少しずつ剥がします。

D ストーマ周囲皮膚の洗浄（図6、7）

　ストーマ近接部に溶解した皮膚保護剤や便や粘着剤が付着している場合には、こすらないようにぬらした不織布ガーゼなどで拭います（図6）。洗浄クリームや泡状の石けんを

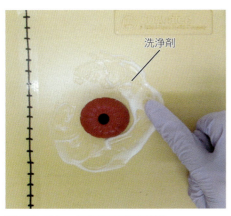
図7 ● ストーマ周囲皮膚の洗浄

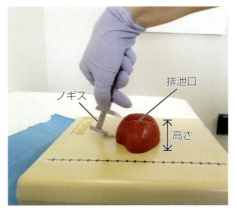
図8 ● ストーマとその周囲皮膚の観察・計測
ノギスの先端で正しく測る。

適量、面板貼付範囲全体にのせます（図7）。汚れが浮き上がるのを待ち、乾いた不織布ガーゼで洗浄剤を拭き取ります。このときにはストーマ近接部が最も汚染しているので、外周から清拭します。皮膚をこすらないように優しく行います。その後、湯でぬらした不織布ガーゼで洗浄剤を残さないように拭き取ります。洗浄クリームを用いた場合はその特性から「さらり」とはせずに「しっとり」するので、洗浄剤が残っていると勘違いしてこすらないよう注意してください。

E ストーマとその周囲皮膚の観察（図8）

洗浄後、ストーマとその周囲皮膚を観察します。

> アセスメント項目は表4のⓐストーマ粘膜の状態 ⓑ粘膜皮膚接合部の状況 ⓒ周囲の皮膚の状況 ⓓ周囲の腹壁の状況 ⓕ近接している創、ドレーン類 ⓖその他です。

記録として写真を撮影します。写真撮影時には施設内基準に従い患者さんへの了解を得ます。

患者さんの負担とならないように手早く行うことが大切ですが、漏れなく観察するために、観察項目を記したチェックリストを手元に置いて記載していくとよいでしょう。高さの計測は粘膜の高さではなく、皮膚から排泄口までの高さを計測します。双孔式の場合には口側と肛門側の両方の高さを測ります（図8）。また排泄口の位置と向きも大切なアセスメント項目です。

F 装具貼付時

装具の具体的な選択に関しては、表1を参考にし、選んだ装具の面板孔をストーマサイズにあわせてカットします。術直後のストーマ粘膜は損傷しやすく、また3〜4日目をピークに浮腫が起こるので、計測したサイズよりも5mm程度大きめにカットします。結

腸ストーマでは浮腫が2週間程度続くこともあります。

当院では、粘膜皮膚接合部の癒合促進のために用手成形皮膚保護剤をストーマ近接部にストーマを囲むように貼付し、面板貼付後にさらに粉状皮膚保護剤をストーマ基部に散布しています。面板貼付後に散布する理由は、粉状皮膚保護剤が皮膚について粘着力を低下させないためです（図9）。

深いしわやくぼみがみられる腹壁の場合には、過度の圧迫を防ぐため、この時期では装具そのものを、たとえば凸面型装具などへ変更することは少なく、用手成形皮膚保護剤を用いて補正することが多いです。

面板貼付直前に、皮膚に粘液や排泄物の付着がないことを必ず確認します。付着している場合には不織布ガーゼで拭き取り、粘着力の低下を防ぎます。

ストーマ袋の向きは、臥床している時期は横向き、離床時期は斜め向き、破棄指導開始時には縦向きにしています（単品系では面板を貼付するときの向き）。

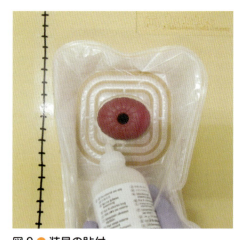

図9● 装具の貼付
ストーマ袋のすそから粉状皮膚保護剤を散布する。

術直後の装具選択で注意を要するケース、ケア時のコツ

ケース1
正中創に近く、かつ面板を創の上に貼付したくない場合

正中創の上に皮膚保護作用のある面板を貼付してもよいということは広く知られていますが、正中創からの浸出液が予想されたり、腹膜炎を発症した後の手術などの感染創には面板を上に貼りません。また、筆者の経験としては皮下脂肪層の厚い患者さんで創の凹凸が大きい場合や、創の安静を重要視したい場合にも、面板を創の上に貼らないほうがよいと考えています。感染創ではなく、創被覆が可能なケースでは創傷被覆材を用いて被覆をすることも考慮します。面板を直接貼付しない理由は、交換するごとに創を刺激しないためや便漏れの際の創への汚染を予防するためです。

このケースへの対応

　ストーマサイトマーキングを行う際にも、創傷治癒遅延が予測される場合、腹直筋内などの条件内で、なるべく正中創から離して記載します。

　ストーマが正中創に近い場合（図10）は面板の開孔を片側にずらします。それでも創にかかる場合には、面板の辺縁をカットします。面板全体の大きさと最大有効径部位から面板の辺縁までの長さを計測し、装具選択の一つの目安にします。参考までに、各装具の最大有効径部位から面板辺縁までの距離を図11に示します。

　ガーゼを創にふわりと置き、ガーゼへの浸出液の吸収量を増やして、その上にたたんだガーゼを載せるなど、創からの浸出液をガーゼに有効に吸収させるための工夫も必要です。

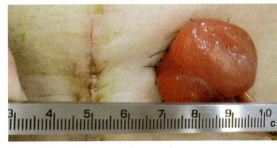

図10 ● 正中創に近いストーマ

正中創との距離を測ります。
- 4〜5cm ⇒装具はほぼ問題なく貼付可能。
- 3〜4cm ⇒辺縁をカットすれば貼付可能。
- 2〜3cm ⇒工夫して貼付をすることが必要。

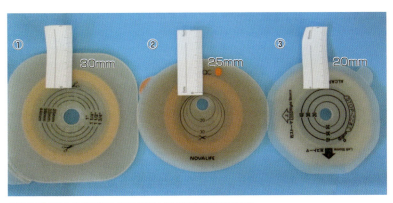

図11 ● 最大有効径から面板外縁までの距離比較

① ニューイメージ SFF 57mm（ホリスター）　30mm
② ダンサック ノバライフ2リング 43mm（ダンサック）：楕円形の面板を縦長に使う　25mm
③ セルケア®2F M（アルケア）：面板が小さい　20mm

ケース2　ドレーンがストーマの近くに挿入されている場合

ドレーン挿入部は面板で覆わないようにする必要があります。挿入部周囲から浸出液が染み出ることも多いです。

このケースへの対応

ケース1に準じた対応をします。ストーマがドレーンと正中創の両方に近い場合には、どちらを優先させて避けるかはケースバイケースとなります。またドレーンが有効に機能するように、さらにドレーン周囲からの浸出液を吸収する工夫を行い、面板の外周からの溶解や潜り込みを予防します（図12）

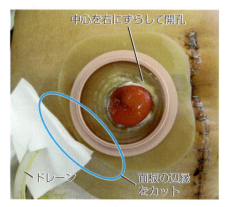

図12●ドレーンに近いストーマ
面板をカットしてガーゼにかからないようにしている（○部分）。

ケース3　術直後早期に多くの排便があり、創への汚染や感染、漏れへの心理的負担がある

回腸ストーマだけでなく、結腸ストーマでも腸閉塞状態を緩和する目的で造設された場合には、術直後から大量の水様便が排泄されることがあるので、回腸ストーマに準じたケアが必要になります。便性が少し粘稠な場合には蓄尿袋では流れにくいため、便用のドレナージバッグを使用するとよいでしょう。ただし、ストーマ袋の排出口キャップとドレナージバッグの接続は、異なるメーカー同士の互換性はないので、面板のメーカーを元に選択する必要あります（図13）。

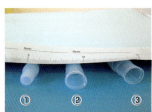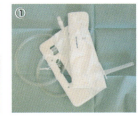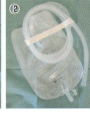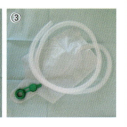

図13 ● ドレナージバッグの比較

接続チューブの実測内径は①8mm ②15mm ③15mm です。
①排液バッグ（アルケア）②外径接続型の排液バッグ（コロプラスト）③アルマリス®ツインプラスフローコレクター（ビー・ブラウン）。

おわりに

以上のように、装具選択を含めたストーマ造設術直後のケアポイントは、正常・異常の知識を備えたうえで、観察を確実に行い、正常ならば通常どおりのケアを実践し、異常ならばそれぞれの対処ケアを実施し、必要に応じた報告・相談・連絡を行いチームで共有することが求められます。そして、いずれにしても患者さんに身体的、精神的な負担をかけないように、熟練した技術と配慮あるケアを提供していきましょう。

● 引用・参考文献

1）山田陽子．"術直後の装具交換"．カラー写真で見てわかるストーマケア．大村裕子編．大阪，メディカ出版，2006，14-7．
2）山本由利子．"ストーマ袋の違いは？"．ストーマ装具選択のポイント．大阪，メディカ出版，2003，25-35．
3）藤井京子．"スキンケアの実際（術直後から抜糸まで）"．ストーマケア．伊藤美智子編．東京，学習研究社，2003，67-70．
4）井口美奈枝．"ストーマ合併症：早期合併症"．前掲書3）．164-73．
5）近藤恵子．"ストーマのセルフケア"．ストーマケアの実践．松原康美編．東京，医歯薬出版，2007，13-7．
6）日本ET/WOC協会編．"ストーマ装具の選択基準と判断"．ストーマケア：エキスパートの実践と技術．東京，照林社，2007，68-71．
7）古川純子．短期交換，長期連用型の意味がよくわからない．看護技術．56(10)，2010，35-7．

2章 管理時期別でまるわかり！＆合併症が起こっても慌てない！
ストーマ装具選択のポイント

B セルフケア指導時の装具選択のポイント

山本由利子（やまもと・ゆりこ）高松赤十字病院 看護部 看護係長 ET ナース／皮膚・排泄ケア認定看護師

セルフケア指導開始の目安、この時期のストーマの特徴

1 セルフケア指導開始の目安

　セルフケア指導の開始は手術侵襲から回復して、歩行や食事、トイレが自分でできるようになった時期を目安にします。両手を離して座位・立位が維持できることも目安です。

　この時期までは創痛や倦怠感があるため体力が低下しており、患者さんにとっては「それどころではない」状態です。心理的にもストーマケアを受け入れる状態ではありません。本人が心理的にケアを受け入れる準備ができていない時期に、無理にセルフケア指導を進めるとストーマケアに対して拒否的になることもあります。入院期間短縮との兼ね合いで看護師側の気持ちは焦ると思いますが、あえて「待つ」ことが大切です。

　術前オリエンテーションがしっかりできていれば、患者さんは造設後にセルフケアをしなくてはならないことを理解します。患者さんがストーマケアにまだ踏み切れない気持ちを看護師が受け入ることで、患者さんとの信頼関係を築くこともできます。

　術直後で患者さんが臥床していても、手順を話しながらストーマケアを行うこともセルフケア指導の一歩です。「次の交換からケアを少し見てみますか？」「今日は自分で剝がしてみますか？」と具体的に質問し、「してみようか」という返答があれば、心理的なセルフケア指導開始のサインと考えています。患者さんが「まだ無理かな」と言った場合でも、「ケアを行いますので見ていてくださいね」「必要物品を覚えてくださいね」と、できる範囲のことから始めて無理に指導しないことが重要です。スタートが遅くても、心理的にセルフケア指導を受け入れる状態になっていると、手順を覚えるのも早く、退院が遅くなることはありません。

2 セルフケア指導開始時のストーマの特徴

A ストーマの状態（図1）

　ストーマは術直後から浮腫が強くなり、約1週間程度でピークとなり、その後徐々に軽減します。浮腫の軽減に伴い、およそ術後2週間から1カ月で急速にサイズが縮小し、そ

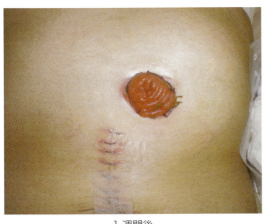 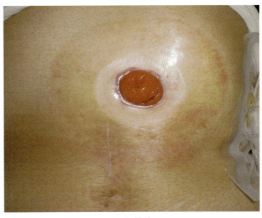

1週間後　　　　　　　　　　　　　3カ月後

図1● 術後1週間と術後3カ月の横行結腸ストーマの状態
ストーマは術後1週間程度で浮腫がピークとなり、その後、徐々に軽減する。

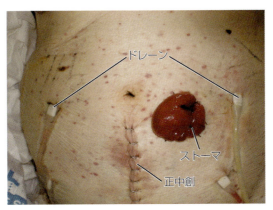

図2● 術後5日目の腹部の状態

の後半年が経過するとサイズが安定します。血流障害を起こしている場合、障害が部分的なものは壊死組織になって脱落し、ストーマの形状が変わります。

セルフケア指導を開始する時期にはストーマ粘膜皮膚接合部はおよそ治癒していますが、まだ脆弱な状態です。ストーマ粘膜皮膚接合部が離開している場合は、その部分が肉芽で覆われていきますので、この段階では装具が当たると出血しやすい状態になっています。

B 腹部の状態（図2）

ストーマ周囲の皮膚は近くにある正中創やドレーンによって面板の貼付部位が限られたり、腫脹や硬結によって腹壁が通常とは違う状態になっています。ドレーンがまだ留置されているときは、抜去前後で腹壁のしわが違ってくることがあります。また、瘢痕によって、しわやくぼみが新たに出現している場合もあります。特に腹壁が非常に軟らかい場合

は、引き上げたストーマの重さだけでストーマ周囲皮膚が陥凹することもあり、術前のストーマサイトマーキング時とは腹部の状態が違うこともあります。

セルフケア指導時のストーマのアセスメントと装具選択のポイント

セルフケア指導時のストーマのアセスメントと装具選択のポイントは以下の通りです。

> **セルフケア指導時のストーマのアセスメントと装具選択のポイント**
> - ストーマと周囲状況の変化を予測する
> - 必ず座位前屈位でしわを確認する
> - ストーマ装具の密着性を厳しく評価する
> - できるだけシンプルな取り扱いで交換できるものを選択しておく

1 ストーマと周囲状況の変化を予測する

社会復帰指導開始時と退院後では、ストーマの浮腫の軽減、ストーマ周囲の抜糸によって、ストーマの形状やサイズが変化します。そのため退院後のサイズを予測してその大きさにカットできる装具を選択することが必要です。

A 面板孔のサイズの検討

たとえばストーマ粘膜にしわがなく透明感があるような強い浮腫がある場合は、1cm程度縮小することを想定して面板ストーマ孔を決定します。ストーマ周囲の抜糸によって引き伸ばされていた粘膜が急速に縮小し、形状が変わる場合もあります。特にストーマの形状が正円で既製孔を選択する場合は、そのサイズに展開のある装具にします。既製孔装具の多くは35mmくらいまでしか既製孔のサイズがないので、注意が必要です。既製孔装具を選択する場合でも、指導時は毎回といってよいほどストーマのサイズが変化するため、自由開孔の装具を使って指導します。

B 面板の耐久性・硬さの検討

ストーマ周囲の腹壁の状態も、ドレーン抜去や創周囲の腫れの緩和によって腹壁の凹凸や硬さが変化していくため、退院後を予測して面板の耐久性や硬さを検討します。そのため、社会復帰指導時にも面板の耐久性や硬さは一度に決定せずに、装具の密着性の状況を評価しながら変更することも視野に入れて選択します。ただし、ストーマ装具の形状や取り扱い方法を大きく変化させると指導時に患者さんを混乱させますので、同じように取り扱える装具のなかから選択します。たとえば、同メーカーの面板のなかで粘着力が弱いものから強いものへ、平面から凸面へ変更します。

2 必ず座位前屈位でしわを確認する

　術前のストーマサイトマーキングで確認した腹壁のしわの状況と、造設後の状況が変わっている可能性もあるため、座位前屈位でしわの位置、深さを確認することが必要です。座位前屈位だとストーマの上の腹壁がたるみ、下からの腹壁が持ち上げられるため、腹壁のしわがいちばん明確になります。立位で前屈してもわかりません。特に腹壁が非常に軟らかい高齢者や女性の場合は、ストーマの重さで新たに深いしわが発生していることがあるので注意が必要です。

　社会復帰指導時に殿部にドレーンが留置されていると座位では疼痛があるため、立位で指導する場合が多いですが、腹部の評価のために短時間でもよいので座位前屈位の体勢をとってもらうことが必要です。

3 ストーマ装具の密着性を厳しく評価する

　入院中の活動性は病院内の歩行程度にとどまりますが、退院後は活動性が拡大するため、ストーマ装具の密着性が低くなります。そのため入院中のストーマ装具の密着性を、退院後なら「排泄物の付着がストーマ近接部から1cm以内」で評価するところを「排泄物の付着がストーマ近接部から0.5cm以内」程度に厳しく評価しておく必要があります。寝たきりの状態などADLが低い場合は、密着性よりも皮膚保護性を優先して選択します。

4 できるだけシンプルな取り扱いで交換できるものを選択しておく

　初めて使うストーマ装具なので、装具の使い勝手がストーマの精神的受容にも影響します。取り扱いが簡単なものだと「ストーマケアは簡単」という良いイメージで、ストーマの受容もスムーズです。反対に煩雑な取り扱いになるものだと「ストーマケアは面倒で大変」というイメージになり、ストーマに対して拒否的な心理をもつこともあります。高齢者だけに取り扱いが簡単なものを選択するのではなく、若年者でも取り扱いが簡単なものをなるべく選択しておくことが大切です。

　社会復帰指導時にはセルフケアが難しいと思われた場合でも、退院後に体力が十分に回復するとセルフケアできる場合もあるため、取り扱いの簡便な装具を選択しておきます。80歳以上の高齢者で、社会復帰指導時にせん妄などで排便処理も自分でできないという難しい状態だった人が、退院後は精神状態も落ち着き体力も回復して3カ月後からセルフケアができ始めたケースも実際にありました。

(表1) ストーマ・フィジカルアセスメントツール

評価段階	アセスメント項目	方法
Step1 仰臥位 下肢伸展	ストーマの形状	ストーマを正円・非正円に分類する
	ストーマのサイズ（縦径）	縦径をmm単位で計測する
	ストーマの高さ	皮膚から排泄口までの高さをmm単位で計測する
	ストーマ周囲皮膚4cm以内の手術創・瘢痕・骨突出・局所的膨隆	観察する
Step2 座位 足底を床につける	ストーマ周囲4cm以内の腹壁の硬度	検者の2本の指でストーマ周囲腹部を押し、指の沈む程度で硬・中等・軟の3段階に分類する
Step3 前屈位 背筋の緊張を解き、30度以上前傾＋患者が日常でよくとる体位	ストーマのサイズ（横径）	横径をmm単位で計測する
	ストーマ外周4cm以内の皮膚の平坦度	ストーマ周囲の陥凹、平坦型、山型に分類する
	ストーマ外周4cm以内の連結しないしわ	ストーマに連結しないしわ、皮膚の陥凹が最も深くなる部分を計測する
	ストーマ外周4cm以内の連結するしわ	ストーマに連結するしわ、または皮膚の陥凹が最も深くなる部分を計測し、無・浅・深に分類する
Step4	ストーマの種類	病歴で確認する
	ストーマからの排泄物の性状	観察して記録する

（文献1より引用）

セルフケア指導開始時の実際のアセスメントと装具選択の進めかた

大村らの提唱する「ストーマ装具選択基準」[1]のストーマ・フィジカルアセスメントツール（表1）の項目を参考に、社会復帰指導時の実際のアセスメントと装具選択について説明します。本来ならストーマ・フィジカルアセスメントを行った後、ストーマ装具選択基準に従い選択を進めていきますが、この項では消化管ストーマのセルフケア指導時期の特徴をもとに選択するポイントを述べます。

1 仰臥位（下肢伸展）での評価（図3）

仰臥位でストーマの形状、縦径、高さ、ストーマ周囲皮膚4cm以内の手術創・瘢痕・骨突出・局所的膨隆を評価します。

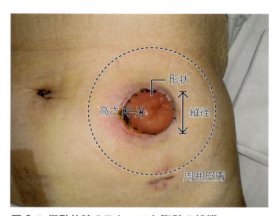

図3● 仰臥位時のストーマと腹壁の状態

仰臥位で、ストーマの形状、縦径、高さ、ストーマ周囲皮膚4cm以内の手術創・瘢痕・骨突出・局所的膨隆を評価する。

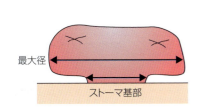

図4 ● マッシュルーム状のストーマ

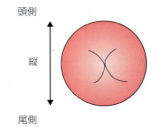

図5 ● 仰臥位でのストーマサイズ計測

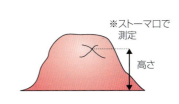

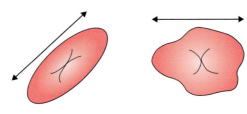

図6 ● 斜め楕円、不整形ストーマの計測
長径を計測する。

A ストーマの形状

　見た目でストーマの形状が正円か非正円かを判断します。ストーマが1つの単孔式ストーマは正円であることが多く、ストーマが2つの双孔式ストーマは楕円であることが多いようです。ストーマ粘膜の上部よりも基部が小さい、マッシュルーム状（図4）になっている場合は基部を測定します。

　前述したようにストーマ周囲の抜糸前後で形状が変わることもあるので、抜糸後に再度形状を確認します。形状がほぼ正円の場合は既製孔を選択することができます。

B ストーマサイズの縦径の測定

　ストーマの形状で体幹とほぼ平行の径を測定します（図5）。面板に孔を開けるサイズを検討するために測定しますので、斜め楕円や不整形の場合は長径を測定します（図6）。

C 高さ

　ストーマ基部の皮膚面からストーマ口までの高さを測定します（図5）。ストーマが傾いているときなど、見た目は粘膜に高さがあってもストーマ口がスキンレベル（皮膚と同じ高さ）の場合もあります。ストーマに1.0cm以上の高さがあると排泄物が面板と皮膚との間に入りにくく、排泄物が漏れる可能性が少ないため、平面の面板を選択することができます。高さが1.0cm未満の低いストーマでは排泄物が皮膚に付着しやすくなるため、凸型の面板、硬い面板、皮膚保護剤の粘着力が強いものなど、密着性の高いストーマ装具を選択します。

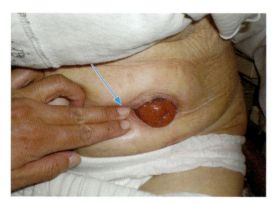

図7● 座位時のストーマと腹壁の状態
腹壁を2本の指で押さえ、腹壁の硬さを見る。

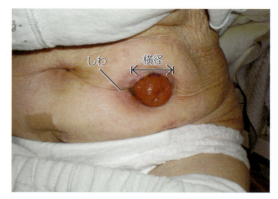

図8● 座位前屈位時のストーマと腹壁の状態
座位前屈位でストーマの横径、ストーマ周囲4cm以内の皮膚の平坦度としわを評価する。

D ストーマ周囲4cm以内の創・瘢痕などの観察

ストーマ周囲4cm以内はちょうど面板の粘着面がかかる範囲です。この範囲に創やドレーン、瘢痕などがあるとストーマ装具が密着しにくくなります。

2 座位での評価（図7）

座位で腹壁の硬さを評価します。

足を床につけた状態で座位になり、ストーマ周囲4cm以内の腹壁の硬さをみます。2本の指でストーマ周囲の皮膚を圧迫し、指の沈み込む程度によって「硬」「中等」「軟」の判断をします。周囲に創があるときは腹部を圧迫すると疼痛があるかもしれないので、無理には行わず、痛みが緩和してから再度確認します。

基本的に腹壁が硬い場合は平面で軟らかい面板、軟らかい腹壁には硬い面板を選択します。軟らかい面板のほうが貼付時の違和感が少ないので、必要時以外は硬い面板の選択は避けたほうがよいでしょう。術後にストーマ周囲皮膚が蜂窩織炎を起こして硬くなっていたのが、術後2～3カ月経って軟らかくなる場合もあります。

3 座位前屈位での評価（図8）

座位前屈位でストーマの横径、ストーマ周囲4cm以内の皮膚の平坦度としわを評価します。

力を抜いて座り、30°以上の前屈姿勢を取ってもらいます。腹部や背部が緊張してなかなか力を抜くことができない場合もあるため、筆者は「こたつに入ってテレビを見るように背中を丸めて座る感じで体を前に曲げてください」と説明しています。

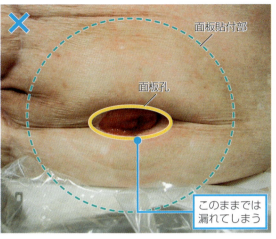 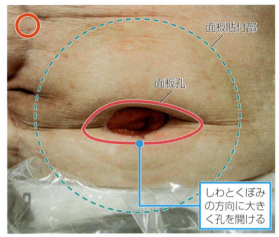

図9 ● しわがある場合の面板に開ける孔の大きさ

A ストーマの横径

　座位前屈位になると腹壁は上からのたるみによって横に伸ばされ、ストーマの横径が最大になることが多いため、この大きさをもとに面板ストーマ孔を開けます。まだ浮腫がみられる時期なので、粘膜を損傷しないように2～3mmはゆとりをもって孔を開けます。ストーマサイズが35mmより大きいと、二品系装具の場合は接合部のサイズも大きいものを選択しなくてはならず違和感が強くなるため、単品系を選択したほうがよいでしょう。

　ストーマに連結するしわのある場合は、面板の柔軟性を考え、しわの方向に3～5mm程度の大きい孔を開けないと、近接部分が浮き上がってしまい、ストーマ装具が密着しません（図9）。

B ストーマ周囲4cm以内の皮膚の平坦度

　ストーマ周囲の皮膚を横から見て、ストーマが山のてっぺんにあるような「山型」、周囲が平坦な「平坦型」、周囲がくぼんでいる「陥凹型」かを判断します。ストーマ装具の密着性がよいのは平坦型で、次いで山型です。陥凹型はストーマの近接部の密着性が悪いため排泄物が漏れやすくなりますので、凸面型の面板、硬い面板、粘着力の強いストーマ装具を選択します。

C ストーマに連結するしわ

　ストーマに直接連結するしわを観察し、深さを確認します。前述したように創周囲が腫脹している場合は状況が変わるので注意が必要です。しわの深さを判定して、2mm以内を「無」、3～6mmを「浅」、7mm以上を「深」とします。しわの測定が難しい場合には面板を当てて、近接部において面板と皮膚との間にどれくらいすき間があるかを確認します。

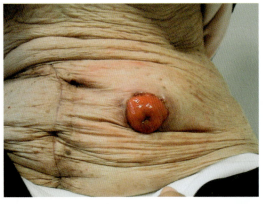
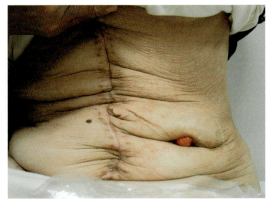

図10 ● 軟らかく、伸ばせるしわの症例

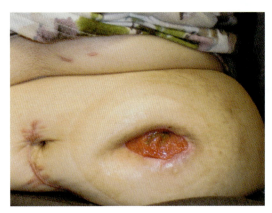
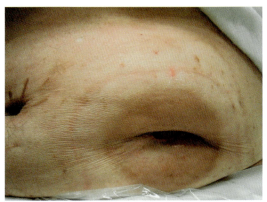

図11 ● 硬く、伸ばせないしわの症例

　実際のしわの補正は、面板を腹壁に押し当て、どれくらいの力でしわを伸ばせるかで判断します。軽い力で押してしわが伸ばせるなら、硬い面板や凸面型の面板で補正ができます（図10）。少し圧迫してもしわが伸ばせないなら、しわの部分をリング状や用手成形皮膚保護剤で埋めるようにしたり、軟らかい面板でしわにそわせて貼付できる装具を選択したりします。しわが深く硬い腹壁の場合はストーマ用のベルトを併用しないと密着性が保てない場合もあります（図11）。

4 そのほかの身体的アセスメント

A 手先の運動機能

　ストーマ装具交換時や排泄物処理時に必要な手先の運動は「面板をハサミで切ること」「面板の剝離紙を剥がすこと」「皮膚に装着させること」「排出口を開け閉めすること」です。そのなかでも「面板をハサミで切ること」は既製孔の装具を使うことで、ハサミを使うことを回避できます。「面板のストーマ袋との接合」は単品系装具を選択することで、

負担を回避できます。

　排出口の取り扱いは人によって簡単かどうかが異なりますが、クランプ式では指先に力が必要です。しかし、マジックテープ®などの閉鎖具一体型は力がほとんど必要なく、排出後の拭き取りも簡単です（図12）。

5 具体的な装具の選択例

　以上の項目のアセスメントによって導き出されたストーマ装具の特徴を併せ持つストーマ装具を選択します。たとえば「既製孔・凸面型の面板＋排出口が閉鎖具一体型」「自由開孔・硬い面板＋ベルトタブ」などです。

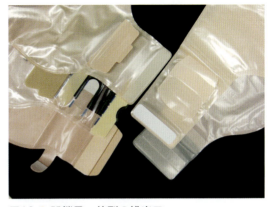

図12 ● 閉鎖具一体型の排出口

セルフケア指導時の装具選択で注意を要するケース、ケア時のコツ

ケース1　術前に急激に体重減少した場合（図13）

　術前に体重が急激に減少していた場合は、退院後に体重が戻る可能性があります。その場合、体重増加によって腹壁が伸展されストーマの横径が大きくなるので、それを予測して面板孔を大きくカットできる装具を選択しておきます。また、ストーマの位置によってしわがさらに深くなるか浅くなるかは予測できませんが、「体重の変動によって腹壁の状況が変わり、装具の密着性が悪くなることがある」ことを十分に患者さんに説明して、ストーマ外来で継続的にフォローすることが必要です。

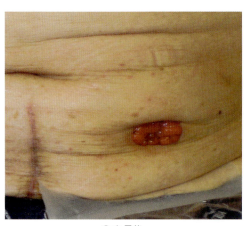
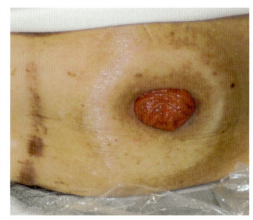

2カ月後　　　　　　　　　　　　　　　　　2年後

図13 ● 体重増加によってストーマと腹壁が変化した症例
術後2年で体重が10kg増加した症例。しわが浅くなり腹壁が伸展し、ストーマサイズが増大している。

ケース2　体動の激しい作業に復帰する場合

　入院中の動きが少ない状態とは違い、農作業や漁業などの座位前屈位に長時間さらされ、発汗が多くなる暑い環境での作業は著しく皮膚保護剤の粘着力を低下させますので、高い密着性が要求されます。装着している腹壁が激しく伸展と屈曲を繰り返す場合、面板にしわが入り浮き上がって排泄物が漏れやすくなります。通常3〜4日ごとに交換すれば装具から排泄物が漏れない状態でも、発汗が多いと皮膚保護剤全体が白く膨潤し、1〜2日で漏れてしまう場合もあります。また、マラソンをしている場合も腹壁の上下の動きと発汗で漏れやすくなります。そのため、社会復帰後の仕事内容や趣味などをよく聞いておき、粘着力の強い皮膚保護剤で、ストーマベルトを使用できるベルトタブの装具を選択します。
　また、面板の端が浮き上がりやすい場合は、面板周囲にサージカルテープを額縁状に貼付してたり、三日月型の皮膚保護材のテープを貼付したりして、補強します。

ケアのコツ

経済的な問題に配慮する

　ストーマ装具の選択時には排泄物が漏れないことを優先して選択しますが、経済的に問題がある場合は配慮が必要です。単品系装具のほうが二品系装具よりも安価であり、同じ平面の単品系装具でも1枚350〜580円程度と価格差があります。

　ストーマ装具の助成について、身体障害者手帳受給者は1カ月8,600円を上限とし、その1割を自己負担とすることになっています。しかし、各地方自治体によってはそれに上乗せした助成制度があり、患者さんの自己負担がないところもあります。まずは、患者さんの居住する地方自治体のストーマ装具の助成額と助成対象製品について確認しておくことが必要です。ある地方のT市の場合は、ストーマ装具、皮膚保護剤、周囲に貼付するサージカルテープ、剥離剤が助成対象ですが、ストーマベルトは対象ではありませんし、上乗せできる助成制度はありません。そのため、使用する物品の合計額ができるだけ8,600円以内になるように選択することが必要です。

　なお、「高価なストーマ装具」＝「良い装具」ではありません。「良い」というのはその患者さんにとって、「漏れない」「かぶれない」「取り扱いが簡単」など、それぞれの視点から評価されるものです。患者さんから「いちばん高価なストーマ装具がほしい」との希望がある場合はそのように説明しています。

おわりに

　社会復帰指導時に選択されたストーマ装具は、その患者さんにとって初めてのストーマケアを担うものとなります。しかし、述べてきたように入院中の生活と退院後の生活では活動範囲も大きく違いますので、入院中に退院後のストーマ装具が「本当に」適切に選択できるわけではありません。患者さんのほうもケア手順を覚えるのに意識が集中するので、そのストーマ装具が自分の生活に合っているかどうかまでは評価できていません。したがって、退院後、選択したストーマ装具で漏れたり皮膚障害を起こしたりしていないか、日常生活に支障がないかをストーマ外来で評価することが重要です。患者さんにも退院してからこのストーマ装具でよいかどうかの評価をすること、これからもストーマ装具を選択し直せることを理解してもらうことが大切です。

●引用・参考文献

1) 山田陽子．"ストーマフィジカルアセスメントツール"．「ストーマ装具選択基準」で導く：ストーマ装具選択の実際．大村裕子編著．東京，へるす出版，2011，10-29．
2) 穴澤貞夫ほか編著．ストーマ装具選択ガイドブック：適切な装具の使い方．東京，金原出版，2012，167p．

2章 管理時期別でまるわかり！＆合併症が起こっても慌てない！
ストーマ装具選択のポイント

社会復帰後の装具選択のポイント

二宮友子（にのみや・ともこ）東京慈恵会医科大学附属病院 看護部 主査／皮膚・排泄ケア認定看護師

社会復帰後のさまざまなケースにおける装具選択の実際

退院時に社会復帰用装具を選択しても、その後、さまざまな理由で装具やケアを変更することがあります。本項では、その際の装具選択のポイントを解説します。

ケース1　退院後にストーマサイズが縮小したため面板の既製孔サイズを変更したケース

- 患者：80歳代男性、173cm、63kg
- 病名：直腸がん
- 手術：ハルトマン手術で、左下腹部に単孔式結腸ストーマを造設した。
- 生活環境：80歳代の妻と同居。日常生活は自立しているが、夫婦ともに細かい作業は苦手とする。金銭的には余裕がない。

●退院時の装具選択のポイント

体型は、痩せ型で皮下脂肪が薄く、座位でもしわは発生しませんでした。ストーマは正円型で高さがあり、便も軟便で、管理しやすい状態と判断できます。

しかし、夫婦ともに手指の巧緻性の低下がみられ、面板をカットすることや用手成形皮膚保護剤などを扱うことには困難であり、装具交換の回数もなるべく減らしたいとの希望がありました。

これらの条件から、術後のストーマサイズ30mmの正円型ストーマに対し、単品系凸面型装具の既製孔タイプに決定しました。

●装具

装具はユーケアー®・TDcプレカット32mm（アルケア）とし、交換間隔は3～4日ごととしました。

2章 管理時期別でまるわかり！＆合併症が起こっても慌てない！
ストーマ装具選択のポイント

● ストーマ外来で得た情報
- 今回が退院2週間後の外来です。
- ストーマサイズ：27mmの正円型に縮小していました（図1）。
- 貼付時に露出したストーマ周囲皮膚が頭側にあり発赤を認めますが、痛みはありません。
- 便廃棄と装具交換時の洗浄を患者さんが担当し、装具の貼付を妻が実施していました。
- 使用中の装具の残数は3枚で、自宅にあります。

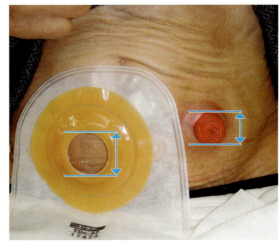

図1● 退院2週間後のストーマ外来でのストーマ既製孔と実際のストーマサイズとの比較

ケース1のアセスメントと装具選択の流れ

- 患者さんは夫婦で協力してセルフケアをがんばっており、ケア自体はまったく問題がないため、上手にできていることを認めていきます。
- 次回の購入から一段階小さいサイズの既製孔の装具を選択するよう指導します。ストーマの浮腫の改善は、術後2〜4カ月ごろまでかかるケースもあります。
- 今後、さらなるストーマサイズの縮小を予測し、購入する装具は1箱（10枚）とし、その装具がなくなる前に次回の外来日を設定しました。
- 今回のケースでは、ユーケアー®・TDc プレカット 32mm から 28mm へ変更しました（図2）。

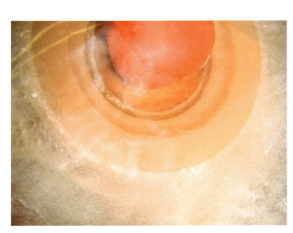

図2● 外来後のストーマ

外来にユーケアー®・TDc プレカット 28mm がなかったため、患者が持参した 32mm のものを使用した。12時方向にみられる発赤の悪化を予防するため、発赤部分を保護するように貼付した。

ケース2

退院後の体重増加によって腹壁に変化を生じたケース

- 患者：70歳代女性、152cm、60kg（退院時）
- 病名：直腸がん。合併症はなし。
- 手術：ハルトマン手術で、左下腹部に単孔式結腸ストーマを造設した。
- 生活環境：夫と同居。日常生活は自立している。

● 退院時の装具選択のポイント

体型は太っており、腹壁に丸みがありました。ストーマに連結するしわはないため、腹壁に追従する単品系平面型装具を選択しました（図3）。また、便性が泥状で水分量が多いこともあり、用手成形皮膚保護剤のアダプト皮膚保護シール98mm（ホリスター）をストーマ周囲に使用しました。

● 装具

装具は、センシュラ1フリーカット（コロプラスト）、アダプト皮膚保護シール98mm（1/4枚）としました。

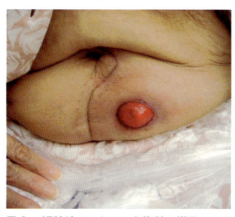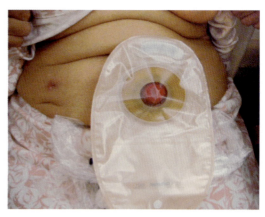

図3 ● 退院時のストーマと腹壁の様子

体型は太っており、腹壁に丸みがみられる。ストーマに連結するしわはないため、腹壁に追従する単品系平面型装具を選択した。

● ストーマ外来で得た情報

- 今回が退院4カ月後の外来です。
- 「2回便が漏れ、もう少し安定感がほしい。便の重みでストーマ袋が引っ張られる感じがあり、不安です」との訴えがありました。

- 面板ストーマ孔全周に 15mm の膨潤があり、さらに 9 時方向には 3cm の便の潜り込みがみられました（図 4）。
- ストーマサイズ：立位（図 5）では縦 27mm ×横 30mm ×高さ 15mm、座位前屈位（図 6）では縦 25mm ×横 33mm ×高さ 15mm でした。
- 9 時方向にストーマに連結するしわがあります。
- 交換間隔：3 日ごとに交換しています。
- 先月あたりから 2 回、便が漏れたとのことです（漏れるのは毎回 9 時方向）。
- 体重：64kg（術後＋ 4kg）
- ADL：夫との同居であり家事はこなしますが、運動はしていません。
- 食事：食欲あり。「なんでもおいしい」とのことです。
- 便性：軟便。変化はありません。

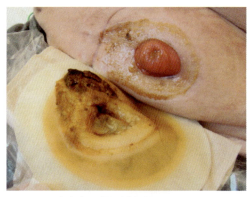

図 4 ● 9 時方向の便の潜り込み

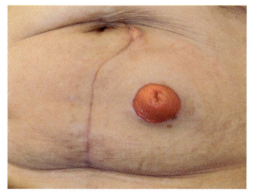

図 5 ● 立位でのストーマの様子

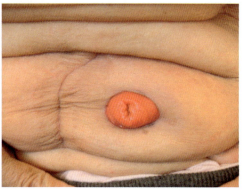

図 6 ● 座位での軽度の前屈姿勢時のストーマの様子

ケース2のアセスメントと装具選択の流れ

- 9時方向の便漏れは、前屈姿勢でのストーマに連結するしわが原因で、装具と腹壁の密着が得られなかったためと考えます。
- 単品系平面型装具から、さらに硬い面板へ変更し、腹壁の凹凸を平面にして安定させることを検討しました。
- 患者さんの希望にも「便の重さが気になるため安定感がほしい」とあったため、ベルトが使用できる装具を選択します。
- 選択肢として、二品系平面型装具で面板の硬さを得る方法と、単品系凸面型装具で硬さを得る方法が考えられます。
- 便漏れの予防とベルトの使用はどちらも可能ですが、装具の価格では二品系が高額になることを説明しました。
- 患者さんと相談のうえ、単品系凸面型装具に変更しました。便廃棄の方法を変えないよう、同メーカーのセンシュラ1プラス33mmを選択しました。
- ベルトを使用することで安定感が得られ、患者さんから「安心する」という感想をもらいました(図7)。

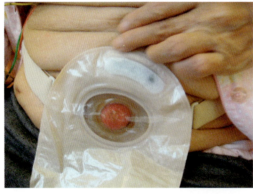

図7 ● ベルト使用による安定感の確保

ケース3

体重減少によってしわが生じ、便漏れが起こったケース

- 患者：70歳代女性、152cm、48kg（術前）
- 病名：直腸がん。合併症はなし。
- 手術：ハルトマン手術で、左下腹部に単孔式結腸ストーマを造設した。
- 生活環境：独居。日常生活は自立している。

●退院時の装具選択のポイント

腹壁に大きなしわはなく、自分でよく見える位置であり、平面型装具はどれも適応しました。患者さんが便廃棄の方法が自分に合うと感じたセンシュラ1フリーカット（コロプラスト）を選択しました。

●装具

装具は、センシュラ1フリーカット、アダプト皮膚保護シール98mm（1/4枚）（ホリスター）としました。

●ストーマ外来で得た情報

- 今回が退院4カ月後のストーマ外来で、「毎日便が漏れる」との訴えがありました。
- ストーマサイズ：縦30mm×横28mm×高さ34mm。3時方向へ傾く形ですが、ストーマ基部はほぼ正円でした。
- ストーマに連結したしわが4時方向と9時方向にあります。そのしわにそって、面板に便の潜り込みを認めました。座位で、10時方向にストーマに連結するしわが発生します（図8）。

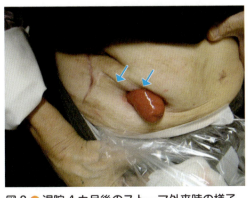 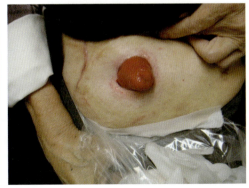

図8 ● 退院4カ月後のストーマ外来時の様子
左：上腹部の皮膚が下垂して、ストーマに連結するしわが現れる（←）。
右：座位で腹壁を頭側に引き上げてしわを伸ばした状態。

- 体重：43kg（術前から－5kg）
- ADL：独居のため、身の回りのことはすべて自立しています。
- 食事量：術前の7割程度となっています。
- 便性：軟便
- 3週ごとに外来化学療法を実施しています。
- 現在の装具（センシュラ1フリーカット）の在庫が自宅に2箱（20枚）あります。

ケース3のアセスメントと装具選択の流れ

- 術前から体重が5kg減少したことで腹壁の脂肪層が薄くなり、しわが発生しやすくなったことが考えられます。また、独居のため身の回りのことをすべて行うことによりADLが拡大し、いろいろな姿勢を取るようになったことから深いしわが発生する場面が増えたと考えます。
- 単品系平面型装具では腹壁に装具が密着しないと判断し、同シリーズでの凸面型装具であるセンシュラ1プラス33mmへの変更を提案しました。
- 自宅にはセンシュラ1フリーカットの在庫が多くあることから、これらの装具を無駄にしないため、用手成形皮膚保護剤のアダプト皮膚保護シールを用いてしわの補正を検討しました。しかし手技が複雑となるため、患者さんの手指の巧緻性では困難と判断しました。そこで、比較的硬さのあるアダプト皮膚保護凸面リング（ホリスター）をセンシュラ1フリーカットに組み合わせ（図9）、装具の在庫20枚を使い切ることとしました。
- 上記のような対応で便漏れは改善し、その後、単品系凸面型装具であるセンシュラ1プラスに変更し（図10）、問題なく経過しています。

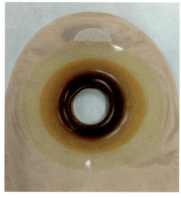

図9 ● センシュラ1フリーカットとアダプト皮膚保護凸面リング30mmとの併用

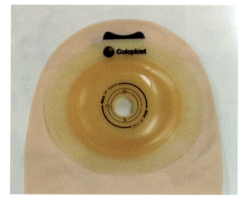

図10 ● センシュラ1プラス33mm

ケース4 体重減少によってしわが増加、ADLが低下したケース

- 患者：70歳代女性、148cm、45kg（回腸ストーマ造設前）
- 病名：直腸がん
- 既往：神経ベーチェット症候群にてステロイドを内服中。手指の巧緻性の低下がみられる。
- 手術：ハルトマン手術を施行し、左下腹部にS状結腸ストーマを造設した。その2カ月後、内服薬のPTP包装シートを誤飲したため回腸穿孔を生じ、右下腹部に回腸部分切除と二連銃式回腸ストーマを造設した。
- 生活環境：独居

●退院時の回腸ストーマの装具選択のポイント

退院時のストーマサイズは縦30mm×横28mm×高さ10mm、排便量は500〜700mL/日でした。

手指の力が弱く、用手成形皮膚保護剤の成形が困難で、さらに二品系の接合が腹壁の上で行えませんでした。ハサミで面板をカットすることも困難な様子で、「うまく切れない」との言葉もありました。

排便量はそれほど多くなく、体型も小柄なことから、回腸ストーマ用装具にこだわらず、深い凸面型装具とベルトの使用によって、皮膚との密着が得られるものを検討しました。

●装具

装具は、モデルマフレックスFW凸面ロックンロール テープ付プレカット30mm（ホリスター）を選択しました。

●入院・化学療法時に得た情報

- 回腸ストーマ造設後10カ月の化学療法時に介入しました。
- ストーマサイズ：縦28mm×横25mm×高さ10mm
- ストーマサイズの縮小によって露出した左右の皮膚にびらんを認めました（図11）。
- 体重：35kg（回腸ストーマ造設前から−10kg）
- ADL：日常生活は自立しています

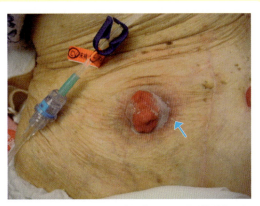

図11● 回腸ストーマ造設後10カ月が経過した状態

3週間ごとに入院にて化学療法を継続中。入院時には便漏れを訴えた。びらんに粉状皮膚保護剤を散布した状態（←）。

が、体力低下と倦怠感で臥床している時間が長いです。
- 看護師が、便漏れに対してさらにアダプト皮膚保護凸面リング30mmを重ねて使用しましたが、変わらず便漏れは続きました（図12）。
- 漏れる時間や方向には一定の傾向がなく、さまざまでした（図13）。

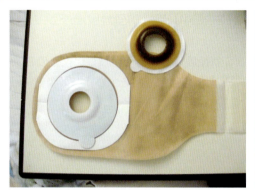

図12 ● 凸面型面板と凸面リング
凸面型面板に凸面リングを重ねても便漏れが続いた。

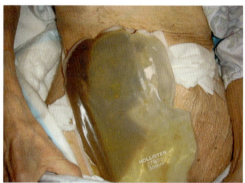

図13 ● 臥位での状態
便は臥位の状態ではストーマの位置に停留している。

ケース4のアセスメントと装具選択の流れ

- 皮膚に対して圧迫を高めても便が漏れるため、ほかに原因があると考えました。
- 臥床しているときの様子を観察すると、体重減少のため下腹部の膨らみよりストーマの位置が低く、消化管用ストーマ袋内の便が頭側にたまっていることがわかりました。
- 排便処理も排尿回数より少なく、患者さんは図13の状態でも、「もう少し後で」と話すなど、体力低下によりいろいろなことが面倒に感じるようになっていました。
- 袋内にガスもたまり、パジャマのズボンがガスがたまった袋を圧迫した状態が持続することがわかりました。
- 頻回に便廃棄ができないため、袋の容量を大きくする必要があります。逆流防止弁が付いたものだと、一度袋の下部にたまった水様便は臥位になっても頭側に戻りにくいと考えました。また、脱臭フィルターが付いていると袋内の圧も上昇しづらくなります。
- 上記の条件を満たす単品系凸面型の回腸ストーマ用装具はありません。二品系装具をあらかじめ組み合わせて貼付することで、腹壁の上で接合できないという問題を解決しました。
- センシュラ2プラスプレート既製孔28mm（コロプラスト）とセンシュラ2イレオ（コロプラスト）に、ブラバ モルダブルリング2mm（コロプラスト）を組み合わせ（図14）、露出する皮膚をカバーすることを指導しました（図15、16）。この装具変更によって便漏れがなくなり、4日間の貼付が可能になりました。

2章 管理時期別でまるわかり！＆合併症が起こっても慌てない！
ストーマ装具選択のポイント

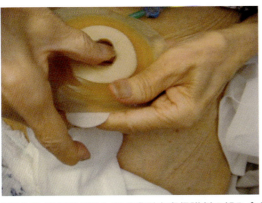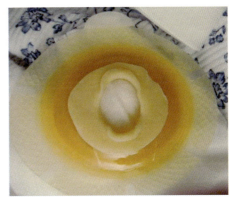

図14 ● 凸面型面板と用手成形皮膚保護剤の組み合わせ
凸面型面板にブラバ モルダブルリングを重ね、指で上下に押し広げる。

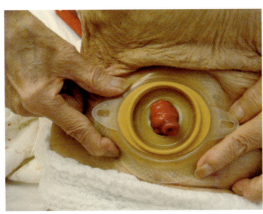

図15 ● 面板だけを貼付し、ストーマ近接部皮膚の露出がないかを確認した状態

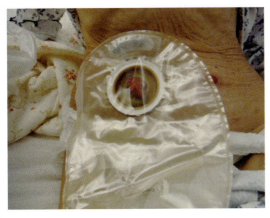

図16 ● 消化管用ストーマ袋を貼付した状態

ケース5

腹水によって腹囲が増大したケース

- 患者：70歳代男性
- 病名：直腸がん。肝臓への転移あり。
- 手術：左半結腸切除術にて、横行結腸の単孔式ストーマを右腹部に造設した。
- 生活環境：独居

● 退院時の装具選択のポイント

ストーマは30mmの正円で、排泄口までの高さは5mmと低いものでした。

単品系装具ではストーマと装具の位置を合わすことができなかったため、二品系装具としました。直視しながら貼付できるとはいえ、ずれることもしばしばありました。

患者さんのセルフケア能力が低く、結腸ストーマ用装具での便廃棄後は常に装具や衣類に便が付着する状態でした。便性は水様～泥状であったため、消化管用ストーマ袋は回腸ストーマ用を選択しました。

交換間隔はなるべく延長したいとの希望がありました。

便の水分量と排泄口の高さが低いことを考慮し、凸面型装具に用手成形皮膚保護剤を組み合わせることとし、5日ごとの交換としました。

訪問看護師のサポートを勧めましたが、他人は信用できないと、強く拒否されました。

セルフケアは完全ではありませんが、間隔を空けずに外来でフォローすることとし、退院に至りました。

● 装具

装具は、ニューイメージFTF凸面テープ付プレカット32mm（ホリスター）、ニューイメージイレオストミーパウチ57mm（ホリスター）、アダプト皮膚保護シール98mm（1/4枚）（ホリスター）としました。

● 入院時に得た情報

- 肝転移と肝硬変が進行し、腹水貯留が著明でした(図17)。
- 独居での生活は困難と判断しました。
- 凸面型装具とアダプト皮膚保護シールの併用では、腹壁に圧迫痕が残っています(図18)。

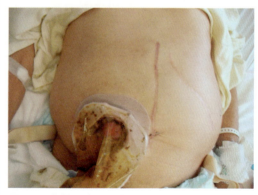

図17 ● 腹部の腹水貯留
体調不良で入院した患者の腹部。肝硬変と肝転移が進み、腹水貯留がみられる。

- 軽度のストーマ静脈瘤による皮膚の色調変化がみられました。
- 食事量：通常の3分の1の量を摂取するのがやっとでした。
- 患者さんの何もしたくないという気持ちが強く、交換間隔も10日ぐらいに延ばせないかとの発言がありました。

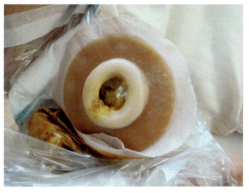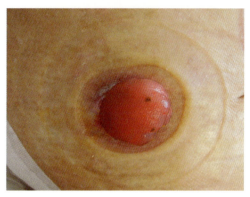

図18 ● 凸面型装具とアダプト皮膚保護シールの併用による腹壁の圧迫痕
左：凸面型装具とアダプト皮膚保護シールを併用した。
右：皮膚保護シールの圧迫痕が著明で、この日はストーマ浮腫も著明であった。

ケース5のアセスメントと装具選択の流れ

- 独居での生活は困難と判断したことから転院の方向となり、ストーマケアは看護師が主体となりました。
- 食事量の減少によって便の量も減少しているため、皮膚保護剤の膨潤や溶解の程度は今までより遅くなると考えます。
- 圧迫痕の改善のため、平面型装具に変更することを検討しました（図19）。
- 患者さんの交換間隔の希望は10日間ぐらいですが、便による皮膚障害を予防し、ストーマ静脈瘤からの出血を予防することも必要なことを考慮します。
- 頻回な交換は、剥離刺激による皮膚障害を起こす可能性もあります。5～7日で交換できるよう、アダプト皮膚保護シールの使用は継続します。
- 日によって浮腫の程度や腹水の程度が変わるとストーマサイズも変化するため、既製孔ではなく自由開孔に変更します。
- ケア主体者が患者さん本人から看護師になったため、随時、状態に合わせたカットサイズにできることも、装具選択に大きく影響します。
- 装具は、平面のニューイメージFTFテープ付フリーカット44mm、ニューイメージイレオストミーパウチ44mm、アダプト皮膚保護シール98mm（1/4枚）としました。

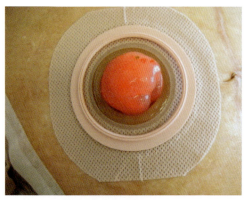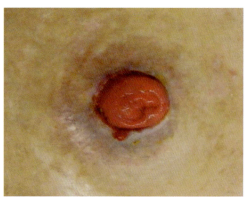

図19 平面型装具の貼付による圧迫痕の改善
5日後の装具交換にて圧迫痕は改善し、ストーマの浮腫も消失した（右）。

社会復帰後の装具選択におけるアセスメントのポイント

社会復帰後に装具を変更するポイントとして、以下のような事柄が挙げられます。

1 体型の変化

手術の影響で一時的に痩せることは多くあります。しかし、S状結腸ストーマの場合、食物の消化吸収はまったく術前同様です。食事量が術前に戻りストーマ造設のため活動量が減少することで、半年余りで体重が元に戻る、もしくはそれを上回って増加することは多くみられます。そうすると、腹壁に新たなしわやストーマ周囲の皮膚の陥凹が出現します。

一方、進行したがんでは腫瘍の再発や化学療法の継続などで体重が減少することがあります。多くは座位時に皮膚の下垂が生じ、新たなしわが発生します。

体型の変化に対するアセスメントのポイント	
・患者の病態の正確な把握 ・体重の具体的な増減量 ・ストーマに連結するしわの有無 ・前屈姿勢でのしわの有無 ・食事量の変化	・社会復帰の状況と活動量の変化 ・便の性状の変化 ・化学療法の有無と副作用の有無 ・患者のストーマケアへの要望

2 活動量の変化

術後の入院生活は、創痛やストーマを圧迫するのではという不安から、前屈などの姿勢を無意識に控えてしまいます。しかし、退院後、ストーマケアに慣れてくると、自然とさまざまな姿勢を取るようになり、体位によってしわが生じるようになります。

活動範囲も拡大し、それに合わせて服装も多様になります。患者さんは入院中には感じなかった便の重みや装具の揺れなどを感じ、もっと快適にしたいという思いを抱いています。

一方、体力の低下や加齢によって臥位の時間が延長し、便がストーマ周囲に停滞することもあります。

活動量の変化に対するアセスメントのポイント

- 前屈姿勢でのしわの有無
- 退院後からの具体的な活動範囲の変化
- 日常の服装
- 今後、活動範囲を拡大したい事柄、行事
- 術前に行えていた趣味、スポーツへの取り組み
- 現在の装具の使用感や具体的な変更の希望内容

3 セルフケア能力の変化

疾患の進行や、化学療法の副作用による手足症候群、そのほか加齢に伴い、今まで行えていたことがおっくうになったり、できなくなることがあります。また、排便処理や、二品系の装具の接合が困難になることもあります。

症状の現れ方は個人差が大きく、ケアの変更や装具変更に至る程度かどうかをアセスメントする必要があります。

場合によっては、ケアの一部を他者に移譲・移行することも必要となります。

セルフケア能力の変化に対するアセスメントのポイント

- 手指の巧緻性の変化
- 疾患の進行による苦痛の緩和の程度
- ストーマケア以外のADLの低下の程度
- キーパーソンの有無
- 社会福祉制度の利用状況
- 便性の変化
- 認知症の診断の有無

社会復帰後の装具変更において注意を要するケース

1 セルフケアが確立しているストーマ保有者が認知症になった場合
（図20）

　キーパーソンが存在し、ケアを移譲できれば装具変更の混乱も少ないですが、患者さんに認知症の自覚がない場合は困難です。筆者にも「自分でこんなことができなくてどうするのか」と、家族や訪問看護師のケア介入を拒まれた経験があります。しかし、ケア介入を行わないと腹壁との密着が得られず、交換間隔もばらつき、排泄物の漏れにつながるのです。まずは、認知症に対してしっかりと治療を行い、社会的なサポートや、ソーシャルワーカー、ケアマネジャーとの話し合いを持つことで、患者さんや家族が孤立し、抱え込まないようにすることが重要です。

ケース6　セルフケアが確立しているストーマ保有者が認知症になったケース

- 患者・病名・手術：膀胱がんで20年前に回腸導管を造設した。

● 外来時に得た情報
- 体重は20年前より15kg増加し、回腸導管は腹壁に埋もれてしまっています（図20）。尿漏れを主訴にストーマ外来を初めて受診しました。
- 認知症の自覚がなく、セルフケアは問題ないと思っています。
- 患者さん自身はストーマがまったく見えず、勘で貼付していました。家族も今までケアに介入したことがなく、20年前にあったストーマが見えなくなったことに驚いていました。

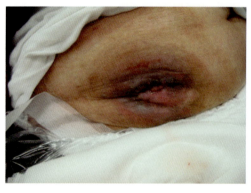

図20 ● 外来時のストーマの状態

> **ケース6のアセスメントの流れ**
> - しばらくストーマ外来を受診してもらうことで関係性を確立し、そのうえで、皮膚の状態がよくなるまで訪問看護師による装具交換の承諾を得ました。
> - 平面型装具を使用していたため、しわを補正できるような装具への変更も計画しましたが、訪問看護師を利用するにあたり金銭的な問題が浮上し、ケア介入は打ち切りとなりました。
> - 定期的なストーマ外来の受診で、患者や家族との情報交換を継続しています。

2 認知症の患者がストーマ保有者となった場合

　認知症の程度もさまざまです。装具交換は、訪問看護師の定期的な訪問でカバーできますが、日々の排便処理は、キーパーソンもしくは、患者本人が行う必要性が出てきます。訪問看護師や家族が「できない」と諦めず根気よく指導することで、排便処理を習得できる場合もあるのです。しかし、一度習得した装具の扱いは急に変更できないため、変更が必要となった場合は可能な限り同メーカーの同ブランドとし、排便処理の方法が変化しないものが望ましいと考えます。

　ストーマとストーマ装具自体への理解がなく、無意識に装具を取ってしまうような場合は、ストーマケア用の腹巻や、服をつなぎにするなどの工夫が必要です。

●引用・参考文献
1) 穴澤貞夫ほか編著. ストーマ装具選択ガイドブック：適切な装具の使い方. 東京, 金原出版, 2012, 167p.
2) 日本ET/WOC協会編. ストーマケアエキスパートの実践と技術. 東京, 照林社, 2007, 151p.
3) 熊谷英子ほか. ストーマ装具選択のための特徴はやわかり帳. 消化器外科ナーシング. 18 (2), 2013, 96-166.

2章 管理時期別でまるわかり！＆合併症が起こっても慌てない！
ストーマ装具選択のポイント

D ストーマ合併症発生時の装具選択のポイント

立原敦美（たちはら・あつみ）独立行政法人 労働者健康安全機構 関西労災病院 看護部外来／皮膚・排泄ケア認定看護師

代表的なストーマ合併症（表1）

　ストーマの合併症には、手術の侵襲から完全に復帰しないうちに起こる早期合併症と、ストーマ造設後に長期経過するなかで起こる晩期合併症があります。

（表1）代表的なストーマ合併症の分類

	早期合併症	晩期合併症
ストーマの形状	巨大、陥没、過小、漿膜炎	脱出（下垂）、瘻孔、重積、狭窄、萎縮、陥没
ストーマ粘膜	浮腫、壊死、循環障害、充血、うっ血、出血、貧血	貧血、びらん、潰瘍、硬結、腫瘍
ストーマ周囲皮膚	ストーマ周囲皮膚障害、周囲膿瘍、びらん、潰瘍	ストーマ静脈瘤、ストーマ周囲皮膚障害、感染
ストーマ皮膚縁	ストーマ粘膜皮膚接合部離開、膿瘍、出血、哆開、脱出	粘膜皮膚移植、外傷、浸軟、肥厚、狭窄
ストーマ周囲腹壁	腹膜炎、内ヘルニア、腸閉塞、膿瘍など	傍ストーマヘルニア、没ストーマ、偽ヘルニア、機能不全、穿孔など

ストーマ合併症のアセスメントと装具選択の進めかた

　本項では代表的なストーマ合併症のうち、早期合併症では、ストーマ壊死（循環障害）、ストーマ浮腫、ストーマ粘膜皮膚接合部離開を、晩期合併症では、ストーマ静脈瘤、ストーマ脱出、傍ストーマヘルニアについて、アセスメントおよび装具選択の進め方の実際を解説します。

2章 管理時期別でまるわかり！&合併症が起こっても慌てない！
ストーマ装具選択のポイント

早期合併症1　ストーマ壊死（循環障害）

- 定義
  ストーマが何らかの原因で壊死に陥ることをいいます。
- 病態
  ①原因：ストーマ造設時に、腸管や腸管粘膜の過度の伸展によって、腸管の栄養血管に血流障害が起こります。
  ②症状：ストーマ粘膜が部分的あるいは全周囲にわたり黒色を呈します。粘膜は硬く、光沢がありません。

ストーマ壊死（循環障害）のアセスメント

- 観察ポイント
①壊死の部位と範囲
②ストーマ粘膜の色調の変化
③排泄機能の保持の程度
④ストーマ粘膜皮膚接合部離開の有無。粘膜皮膚接合部離開がみられた場合はその範囲と程度
⑤ストーマの脱落、陥凹の有無
⑥腹痛・排ガスの有無、排便状況

- ストーマ壊死の範囲と色調の違い
- ストーマ壊死では、ストーマ粘膜の色調が暗赤色から黒色へと変化します。しかし、一部でも血流が認められれば壊死部分の粘膜は自然に脱落し、治癒します。その場合、黒色壊死（図1左）➡黄色壊死（図1中央）➡粘膜の脱落（一部分のみ赤色）（図1右）➡赤色へと変化します。
- 壊死範囲を毎日観察し、ストーマ粘膜の色調の違いを見ることが重要です。

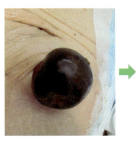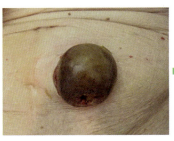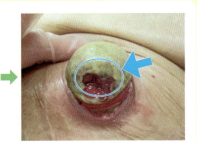

図1● ストーマ粘膜の色調変化
左：術後2日目。ストーマ粘膜の色が暗赤色となっている。
中央：術後7日目。粘膜の色が黄色である。
右：術後14日目。壊死組織が脱落し、一部に赤色の粘膜が見える（○部分）。

- **●ストーマ脱落、排泄への影響**
- 壊死が筋層以下のレベルにまで拡大するとストーマが腹腔内にまで落ち込むストーマ脱落の状態となることもあり、この場合は医師に報告が必要となります。
- ストーマ壊死は治癒後、排泄口が狭窄し便が出にくくなる、粘膜が脱落しストーマの高さが低くなるなど、排泄に影響を及ぼすことが多く、長期的なフォローが必要となります。

装具選択

観察を頻回に行うことが重要であり、装具は毎日交換できるものを選択します。ストーマ袋は透明で短期交換が可能なものであれば、剥離刺激も弱く経済的にも安価であるため、急性期に毎日交換してもコストを抑えることができます（ポスパック・K〔アルケア〕、アクティブライフ®ドレインパウチST-2〔図2〕〔コンバテック〕など）。毎日の交換ができない場合は、二品系装具を使用してストーマ袋を外し、直視下で観察します（図3）。

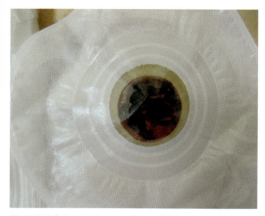

図2● 透明のストーマ袋での観察
ストーマ袋は透明で、ストーマが観察できるものを選択する。

ケア方法

壊死の場合は観察が重要となります。壊死が進行しストーマ脱落などが起これば再手術の適応となることもあります。そのため、毎日のストーマの変化をスタッフや医師と共有できるように記録に残す必要があります。悪化した場合は医師にすぐ報告しましょう。

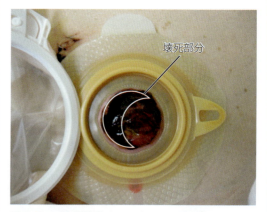

壊死部分

図3● 二品系装具でのストーマの観察
二品系装具の場合はストーマ袋を外して観察する。

早期合併症2

ストーマ浮腫

- **定義**
  ストーマ粘膜や粘膜下の毛細血管や細胞間腔、筋肉組織や脂肪組織の領域内に漿液が病的に集まり、腫れた状態をいいます。

- **病態**
  ①原因：ストーマ造設時の腹壁の切開が小さいことに起因する軽度の循環障害、低栄養状態、イレウスや腸炎などの炎症反応によって起こります。
  ②症状：水っぽく透明感のある赤みが特徴です（図4）。浮腫が増強するとストーマ粘膜が硬くなります。また、ストーマ粘膜の循環障害をきたすことがあり、粘膜の色調が暗赤色になることもあります（図5）。

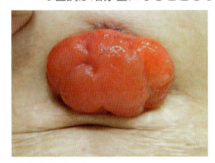

図4 ● ストーマ浮腫
浮腫によりストーマ全体が水っぽく透明感のある赤みとなる。

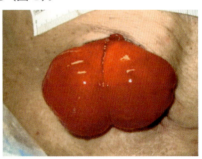

図5 ● 浮腫が強い場合
浮腫が強くなると、ストーマ全体が暗赤色となり、硬くなる。

ストーマ浮腫のアセスメント

- **観察ポイント**
  ①ストーマ粘膜の損傷の有無
  ②ストーマサイズ、ストーマ基部とのサイズの差
  ③出血の有無
  ④排便・排ガスの有無、排便の性状など
  ⑤ストーマ周囲の皮膚のびらんなど、皮膚障害の有無
  ⑥ストーマ粘膜の色調、硬さ
  ⑦（浮腫が長期化する場合）栄養状態や全身状態

- **排泄口の狭窄、ストーマ粘膜の循環障害**
  ・浮腫が増強することで排泄口に狭窄が起こることがあります。排便や排ガスがない場合は、医師に報告する必要があります。

- ストーマ粘膜の循環障害をきたすこともあり、ストーマ粘膜の色調の変化を注意深く観察し、壊死に至る場合は、医師に診察を依頼します。壊死範囲の観察を毎日行い、ストーマ粘膜の色調の違いを見ることが重要となります。

● ケアを行う際の注意点
- ストーマ粘膜を損傷しないようにケアを行う必要があります。
- 浮腫が増強するとストーマ基部とストーマ粘膜のサイズに差が出るため、いわゆるマッシュルーム状のストーマとなります。この場合、ストーマ粘膜の損傷、面板による圧迫を避けるため、面板ストーマ孔を大きく開ける必要があります。

装具選択

装具は単品系で粘膜を傷つけないものを選択します。ストーマサイズが70mm以上の場合は、有効径が90mmあるノバ1マキシフォールドアップ（ダンサック）を使用します。ストーマ粘膜を損傷しないよう、面板ストーマ孔はストーマ基部のサイズより2〜3mm大きめにカットします。

ケア方法

粘膜は脆弱で損傷・出血しやすいため、ケアを行う際は粘膜を傷つけないように愛護的に行います。ストーマ粘膜皮膚接合部付近の皮膚はこすらず優しく丁寧に洗うようにします。セルフケア指導時も同様の説明を行います。加えて、出血してもすぐに止血できることを患者・家族に説明します。

浮腫が強い場合は、ストーマ粘膜を損傷しないように面板ストーマ孔を大きくカットします。大きくカットした場合、ストーマ周囲の皮膚が露出するため、露出した皮膚を保護する必要があり、粉状皮膚保護剤や用手成形皮膚保護剤などを使用する場合があります。カットした装具の切片を貼付することもあります（図6）。

浮腫が強いマッシュルーム状のストーマでは、面板ストーマ孔周囲に放射線状に切り込みを入れると（図7）、貼付時に粘膜を損傷せず貼付できます。

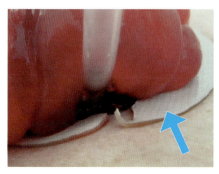

図6 ● カットした装具の切片の使用
浮腫が強い場合、面板ストーマ孔を大きくカットするためストーマ周囲の皮膚が露出する。露出した皮膚の保護のため、カットした装具の切片を皮膚とストーマとの間に貼付することがある。

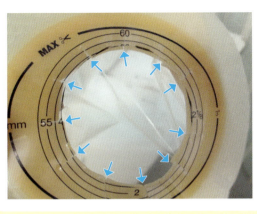

図7 ● 面板孔周囲への放射状の切り込み

面板ストーマ孔の周囲に放射状に切り込みを入れる（→）。カットした部分をストーマ袋のほうに折ると、装具装着時に面板ストーマ孔が大きくなり貼付しやすい。貼付後、ストーマ周囲を押さえるときに皮膚に密着させて貼付できる。

早期合併症3

ストーマ粘膜皮膚接合部離開

● 定義
ストーマの皮膚縁が離開することをいいます。

● 病態
①原因：造設時の皮膚切開が大きすぎる場合や、ストーマ壊死、ストーマ創感染などの結果、発生することが多くみられます。低栄養状態や糖尿病などを併発している場合やステロイド薬の投与中など創の治癒を遅延する因子なども原因となります。引き上げた腸管に緊張がかかりすぎている場合にも起こります。

②症状：粘膜皮膚接合部の縫合糸が外れ、粘膜と皮膚が離開し、開放創になります（図8）。離開がストーマ粘膜皮膚接合部全周で筋層以下のレベルに及んでいる場合は、ストーマ脱落の可能性もあるので注意する必要があります。

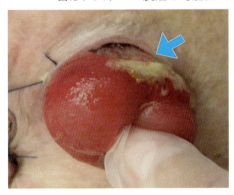

図8 ● ストーマ粘膜皮膚接合部の一部離開
粘膜皮膚接合部の縫合糸が外れ、粘膜と皮膚が一部離開している（←）。

ストーマ粘膜皮膚接合部離開のアセスメント

●観察ポイント
①ストーマ粘膜皮膚接合部の状態
②離開部の程度、範囲
③感染兆候の有無、周囲皮膚の硬結、熱感、疼痛、発赤の有無の程度
④蜂窩織炎の有無
⑤ストーマ粘膜の色調、弾力性
⑥離開部の壊死組織の有無
⑦ストーマ脱落の有無、ストーマの高さ

●高い感染リスク
- ストーマ粘膜皮膚接合部は排泄物が付着しやすく、感染を起こすリスクが高くなります。そのため離開部は、排泄物の付着を最小限にし、感染を起こさないために洗浄を行う必要があります。

●離開の程度と範囲
- 離開が、ストーマ粘膜皮膚接合部全周に及んでいる場合、筋層以下のレベルに達している場合、ストーマの脱落を認める場合などは医師に報告する必要があります。ストーマ壊死などと合併して起こるため、ストーマ粘膜の色調、弾力性の有無なども観察します。

装具選択

　ストーマの脱落、感染兆候の早期発見が必要なため、装具交換は毎日実施する必要があります。そのため装具は短期交換型で剥離刺激が弱いものを選択します。アクティブライフ®ドレインパウチ ST-2（コンバテック）、エスティーム® インビジクローズ® ドレインパウチ（コンバテック）などが該当します。

ケア方法

　離開部の洗浄と観察を頻回に行います。
　離開が浅い場合は、粉状皮膚保護剤を充填し、装具を貼付します。
　離開が深い場合（図9）は医師に報告を行い、離開の進行の程度を医師とともに確認します。この場合のケアの一例としては、生理食塩液で洗浄を行い、医師の指示のもと、アルギン酸塩創傷被覆材を離開部に充填します。充填後、創内に排泄物が潜り込まないように用手成形皮膚保護剤で覆い（図10）装具を貼付します。離開が深い場合、創は瘢痕収縮し、治癒の経過をたどります。そのため治癒後はストーマ周囲の皮膚の形状が変化することがあり、変化の状況に応じて装具を選択する必要があります（図11）。

2章 管理時期別でまるわかり！＆合併症が起こっても慌てない！
ストーマ装具選択のポイント

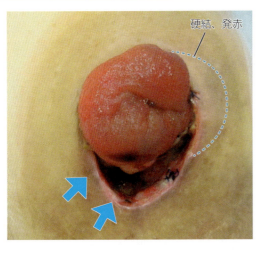

図9 ● 離開が深い場合
左図のよう離開が深い場合は、排膿がないか、周囲の皮膚の硬結、発赤（点線部分）、疼痛がないかなど、感染兆候に注意が必要である。

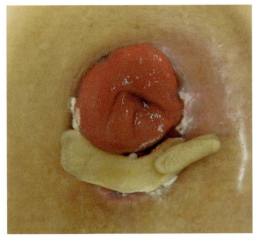

図10 ● 離開部における皮膚保護
離開部を用手成形皮膚保護剤で覆い、排泄物の付着を予防する。

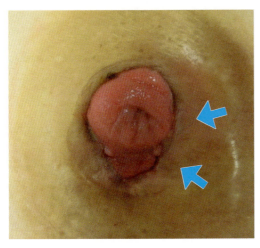

図11 ● 治癒後にみられる皮膚の段差
治癒後に段差ができることもあるので（←）、用手成形皮膚保護剤で補正するか、比較的高さのない凸面型装具を使用することもある。

晩期合併症 1

ストーマ静脈瘤

- ●定義
  慢性的な静脈血還流不全によってストーマ周囲にできた静脈が拡張・蛇行した状態をいいます。
- ●病態
  ①原因：肝臓疾患、がんの肝臓転移などによる門脈圧亢進によって起こります。上昇した門脈圧によって腸管の静脈と腹壁の静脈との間にシャントが形成され出血を繰り返します。
  ②症状：ストーマ（周囲）にできた静脈の拡張・蛇行に伴いストーマ近接部が紫色や赤色に変化し（図12）、進行すると細い枝のような筋が放射状に走行します。

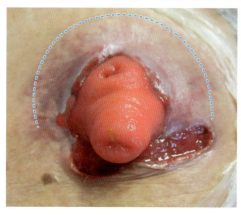

図12 ● ストーマ静脈瘤
ストーマ近接部が紫色に変化している。

ストーマ静脈瘤のアセスメント

● 観察ポイント
①ストーマ周囲の皮膚の怒張、ストーマ近接部の色調変化（紫色や赤色）、筋の放射状の走行
②出血部位はどこか、出血の有無、出血量
③ストーマ粘膜の怒張

● ストーマ粘膜の怒張、ストーマからの出血
- 進行するとストーマ粘膜も怒張します。
- 出血は装具の剥離時や清拭時に生じやすいため、愛護的にスキンケアを行い、できるだけ出血を起こさないようにする必要があります。
- 出血した場合は、圧迫止血かストーマ袋の上から氷で冷却します。それでも止血できない場合は医師に連絡します。止血できない場合や出血を繰り返す場合は、硬化療法や縫合止血を行うこともありますが、根治は不可能であるため、ケア時には注意します。

装具選択

　単品系の平面型装具で粘着力の弱いものは剥離刺激も少ないため、皮膚の圧迫を避けることができます。二品系なら接合部が浮動型や粘着式の装具のほうがより弱い圧迫で接合が可能となります。不要な装具交換や粘着力が強い装具は、剥離時の刺激が出血を起こす原因となるので、できるだけ使用を避けたほうがよいでしょう。

ケア方法

　面板ストーマ孔を大きめに開け、露出した皮膚は粉状皮膚保護剤や練状皮膚保護剤、用手成形皮膚保護剤を用いて覆います。ストーマ袋内に空気を入れ、摩擦や圧迫を避ける必要があります。患者さんには、出血時の対処方法を指導し、止血できない場合は病院を受診するように説明しておく必要があります。圧迫止血で止血できない場合は、粉状皮膚保護剤やアルギネート材などを使用します（図13）。

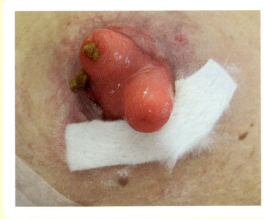

図13 ● 出血時の対応方法
圧迫で止血できない場合は、粉状皮膚保護剤を散布後、アルギネート材で覆う。

晩期合併症2

ストーマ脱出

- **定義**
  ストーマが造設時よりも異常に飛び出す(垂れる)ことをいいます。
- **病態**
  ①原因：筋膜切開が大きい、遊離腸管が長い、筋膜固定が不十分、腹水の貯留・頻回な咳嗽などで腹圧が上昇する場合に生じるといわれています。
  ②症状：ストーマが造設時より異常に飛び出しており、10cm以上脱出することもあります。ループ式ストーマの肛門側や腹膜外経路をとらない一時的ストーマ、腹圧上昇の頻度の高い小児に多く発生します。

ストーマ脱出のアセスメント

- **観察ポイント**

①脱出腸管の長さ、色調(色調不良は腸管壊死の特徴)、損傷の有無
②浮腫の有無
③腸管粘膜の状態

- **循環障害、腸管の浮腫・壊死、腸管粘膜の損傷**
- 一度脱出すると、少しの腹圧でも脱出しやすくなります。脱出した状態が長く続くと、循環障害が生じ腸管の浮腫や腸管壊死を引き起こすことがあります。
- 脱出した腸管の露出が大きく浮腫を伴っている場合は、粘膜の損傷が起こりやすくなります。

- **腸管の色が悪い場合**
- 腸管の色が黒い場合は、狭窄して嵌頓していることが予測されるため、早急に還納する必要があります。このような場合は、すぐに病院を受診するように指導します。晩期合併症のため、退院時や外来受診の患者さんへの適切な指導が必要となります。

装具選択

脱出した腸管は、摩擦や圧迫で容易に傷つくため、装具は軟らかい単品系を選択します。二品系では、接合部で腸管を損傷しないよう接合部が粘着式になったものがよく(図14)、また脱出時にストーマ袋を外して還納できるという利点もあります。

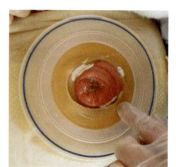

図14 ● 接合部が粘着式の装具

ケア方法

　脱出時はストーマ径のサイズは大きくなり（図15左）、還納時は小さくなるため（図15右）、装具の面板ストーマ孔のカットは脱出時の最大径をもとに行います。露出した皮膚は粉状皮膚保護剤や練状皮膚保護剤、用手成形皮膚保護剤を用いて覆います。

　脱出した腸管は、水でぬらしたガーゼを使用し、少しずつ還納します（図16）。

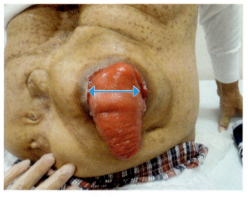
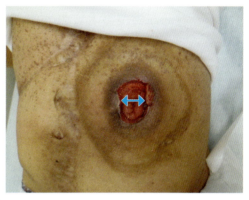

図15● 脱出時と還納時のストーマサイズの比較
脱出時はストーマ径のサイズは大きくなり（左）、還納すると小さくなる（右）。そのため装具の面板ストーマ孔のカットは脱出時の最大径をもとに行う。

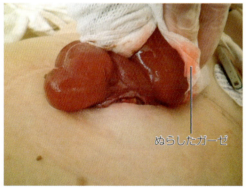

ぬらしたガーゼ

図16● 脱出した腸管の還納方法
還納時は、生理食塩液でぬらしたガーゼを用いて少しずつ脱出腸管を戻す。

晩期合併症3

傍ストーマヘルニア

● 定義
ストーマ孔に起こったヘルニアのことをいいます。
● 病態
①原因：腹直筋外縁にストーマを造設した場合や、大きすぎる筋膜切開の場合に起こることが多いといわれています。また、肥満や加齢による腹壁の脆弱化、ステロイド薬の使用、慢性の咳嗽、前立腺肥大、便秘などによる腹圧の上昇でも起こり得ます。
②症状：腹圧をかけた際にストーマ周囲の腹壁が膨隆します。晩期合併症のなかでいちばん頻度の高い合併症です。

傍ストーマヘルニアのアセスメント

● 観察ポイント
①ヘルニア門位置、大きさ（確認を医師に行ってもらう）
②腹部の凹凸、臥床時と座位などの腹圧がかかったときの腹壁の状態
③ストーマの形状、サイズ、粘膜の色調、びらん、潰瘍の有無など
④ストーマ粘膜皮膚接合部の不良肉芽、亀裂、出血、形状
⑤便の潜り込みの程度
⑥ストーマ周囲の皮膚の装具による圧痕、発赤などの有無
⑦腹痛、便の排出困難の有無

● 腹壁の状態、ヘルニア嵌頓
・座位や立位では腹圧がかかっているため腹壁が膨隆しています（図17）。臥床時は腹圧がかからないため腹壁は平坦となります。
・腹壁が膨隆しているときに腹痛や循環障害がある場合は、ヘルニア嵌頓を起こしていることもあるため、医師に報告する必要があります。

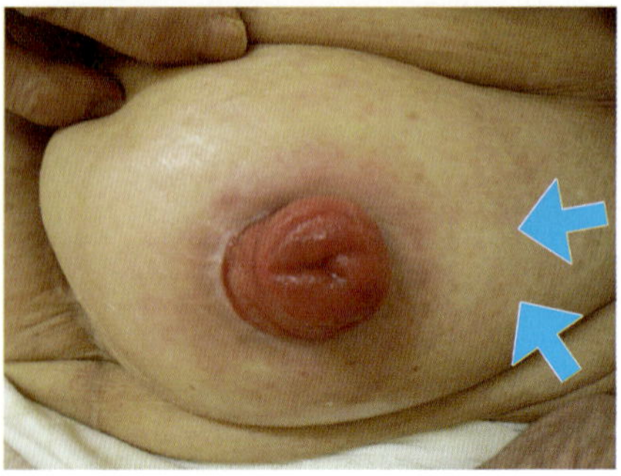

図17 ● 腹壁の膨隆

● 生活指導の必要性
・悪化の予防が重要であるため、排便の性状のコントロールや腹圧をかけないようにするなど、生活指導を行う必要があります。また腹痛、嘔吐、排便障害などがあればヘルニア嵌頓を疑い、病院を受診するよう指導します。

装具選択

　装具による外圧と腹腔内の内圧で皮膚が脆弱になっているため、粘着力と剝離刺激が弱く、腹壁に追従しやすい軟らかい装具を選択します。外周テープ付きの面板は、腹壁に追従します（図18）。軟らかい装具を選択するのは、腹壁が突出しており全体に丸みがあるため、硬い装具では腹壁にそわず反発してしまうためです。

ケア方法

　装具貼付時は、面板外縁をカットすると腹壁にそいやすくなります（図19）。腹壁が膨隆するとストーマ径のサイズが大きくなります。そのため、面板ストーマ孔はストーマの最大径でカットします。露出した皮膚は、練状皮膚保護剤や用手成形皮膚保護剤で覆い、保護します。日常生活では、腹圧をコントロールするためにストーマヘルニアベルト（図20）、伸縮チューブを使用します。ストーマヘルニアベルトは、腹圧がかからない仰臥位で装着します。

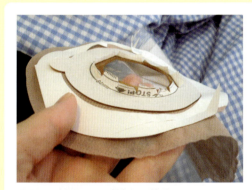

図18 ● 外周テープ付きの装具
外周テープ付きのものは腹壁に追従する。

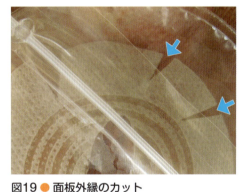

図19 ● 面板外縁のカット
テープ式でなくても外縁を花びら状にカットすることで、全面皮膚保護剤の装具も選択できる。

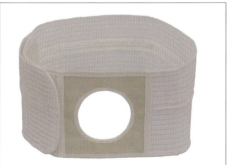

図20 ● ストーマヘルニアベルト

合併症ごとのアセスメントと観察、装具選択のポイント、ケアのコツ

1 ストーマ早期合併症

合併症	アセスメント・観察ポイント	装具選択のポイント	
ストーマ壊死	□ ストーマ粘膜の色調の観察を頻回に行うことが重要であり、装具は毎日交換できるものを選択する。壊死が進行していればストーマ脱落などの合併症を起こすこともあるため、主治医に必ず報告する。 □ 血流障害の程度によって壊死範囲が違う。 □ 壊死の進行の程度を知る必要がある。軽度の場合は、部分壊死して粘膜表面が薄く剥がれ落ちる程度であるが、範囲が粘膜皮膚接合部全周だと粘膜皮膚接合部離開を起こす。壊死が筋層以下のレベルまで広がると、ストーマが腹腔内に落ち込んでしまうことがあり、この場合は緊急手術でストーマ再造設となるため、毎日の観察が必要となる。	□ ストーマ袋は透明でストーマが観察でき、短期交換が可能なものを選択する（図21）。 □ 単品系なら経済的にも安価であるため、急性期に毎日交換してもコストを抑えることができる。 図21 ● 透明のストーマ袋	
ストーマ浮腫	□ 浮腫が増強することで排泄口に狭窄が起こることがある。排便や排ガスがない場合は、医師に報告する必要がある。 □ ストーマ粘膜は傷つきやすいため、愛護的にケアを行う。 □ ストーマ粘膜の循環障害をきたすこともあり、ストーマ粘膜の色調の変化を注意深く観察し、壊死に至る場合は、医師に診察を依頼する。壊死範囲の観察を毎日行い、ストーマ粘膜の色調の違いを見ることが重要となる。	□ 装具は単品系で粘膜を傷つけないものを選択する。 □ 浮腫が強いマッシュルーム状のストーマには、面板ストーマ孔周囲に放射状に切り込みを入れると（図23）、貼付時に粘膜を損傷せず貼付できる。 図23 ● 面板ストーマ孔周囲の放射状の切り込み	
ストーマ粘膜皮膚接合部離開	□ ストーマ粘膜皮膚接合部は排泄物が付着しやすく、感染を起こすリスクが高くなる。感染を起こさないため、離開部を洗浄し、皮膚離開部に便が潜り込むなど排泄物の付着を最小限にする必要がある。 □ 離開部の程度、範囲、感染兆候の有無、周囲皮膚の硬結、熱感、疼痛、発赤の有無を観察する。 □ 感染が進むと蜂窩織炎などが起こることもある。	□ ストーマの脱落、感染兆候の早期発見が必要なため、装具交換は毎日実施する必要がある。そのため、装具は短期交換型で剥離刺激が弱いものを選択する。	

ケアのコツ

- ストーマを観察する場合は、ストーマを時計に見立て何時方向に壊死が起こっているかを確認する。図22で示した壊死部分であれば、3時から5時方向に暗赤色の壊死が認められる。

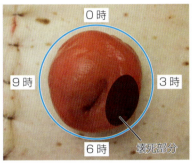

図22 ● ストーマの観察方法

- ケアを行う際には、ストーマ粘膜は脆弱で損傷・出血しやすいため、傷つけないように愛護的に行う。粘膜皮膚接合部の付近の皮膚はこすらず優しく丁寧に洗うようにする。
- 浮腫が強い場合は、ストーマを損傷しないように面板ストーマ孔を大きめにカットする。大きくカットした場合、ストーマ周囲の皮膚が露出するため、露出した皮膚を保護する必要がある。粉状皮膚保護剤や用手成形皮膚保護剤などを使用する場合もあるが、カットした装具の切片を貼付することもある（図24）。

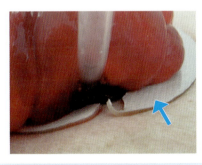

図24 ● カットした装具の切片の使用

- 離開が浅く範囲が狭い場合は粉状皮膚保護剤を充填するが、深く範囲が広い場合は、たとえばアルギン酸塩創傷被覆材を充填し、用手成形皮膚保護剤で離開部を覆い、便が潜り込まないようにして装具を貼付する（図25）。

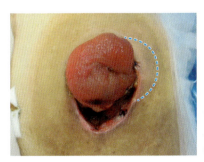

図25 ● ストーマ粘膜皮膚接合部離開の記録方法

発赤や硬結がある場合は、記録に残す写真部分に印を付けておくと（点線部）、次回の観察時に範囲の拡大の有無がわかりやすい。

2 ストーマ晩期合併症

合併症	アセスメント・観察ポイント	装具選択のポイント
ストーマ静脈瘤	☐ 装具の交換時や清拭時に出血しやすいため、愛護的にスキンケアを行う。 ☐ 面板ストーマ孔を大きめに開け、すき間は粉状皮膚保護剤や練状皮膚保護剤、用手成形皮膚保護剤を用いて覆う。 ☐ 装具内に空気を入れ、摩擦や圧迫を避ける。 ☐ 不要な装具交換や粘着力が強い装具は避ける。 ☐ ストーマ周囲の皮膚の怒張、紫色や赤色の筋状の変化、出血の有無などを観察する。	☐ 装具は、できれば平面型装具で粘着力の弱いものがよい。 ☐ 二品系であれば長期間貼付できるものを選択する。二品系では、ストーマ袋を剥がして出血した際に粉状皮膚保護剤やアルギネート材の貼付が可能となる。
ストーマ脱出	☐ 一度脱出すると、少しの腹圧でも脱出しやすくなる。 ☐ 腸管の色が黒い場合は、狭窄して嵌頓していることが予測されるため、早急に還納する。 ☐ 還納できない場合や腸管の色が悪くなるような場合は、我慢せずに病院を受診するように患者に指導する。 ☐ 脱出した腸管の色調、浮腫の有無、脱出腸管の損傷の有無などを観察する。	☐ 装具は接合部によるストーマ粘膜の損傷を予防するため、単品系がよい。 ☐ 二品系の接合部が粘着式になったものであれば、脱出時に接合部において腸管を損傷しない。また脱出時にストーマ袋を外して還納できる。
傍ストーマヘルニア	☐ 腹圧がかかったときのストーマ周囲の膨隆で疑われる。 ☐ 晩期合併症のなかでいちばん頻度が高い。 ☐ 臥床時と座位など腹圧がかかったときの腹壁の状態を観察する（座位では腹圧がかかっているため腹壁が膨隆する）。 ☐ 腹壁が膨隆しているときの腹痛の有無、便の排出困難、粘膜の循環障害がある場合は医師に報告する。	☐ 装具による外圧と腹腔内の内圧で皮膚が脆弱になっているため、粘着力の弱い装具を選択する。 ☐ 丸みをおびた腹壁に追従しやすい軟らかい装具、もしくは浮動型、粘着式装具を選択する。

ケアのコツ

- 出血した場合は、圧迫止血か氷で冷却する（図26）。圧迫止血で止血できない場合や潰瘍がある場合は、粉状皮膚保護剤やアルギネート材などを使用することもある。面板ストーマ孔は大きめに開けておき、ケアは愛護的に行う。

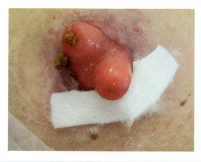

図26 ● 出血時の止血方法
圧迫で止血できない場合は、粉状皮膚保護剤やアルギネート材などを使用することもある。

- ストーマ脱出時と還納時ではストーマ径のサイズが違う（図27）。面板ストーマ孔のカットはストーマ脱出時の最大径をもとに行い、周囲の皮膚は用手成形皮膚保護剤などで覆う。

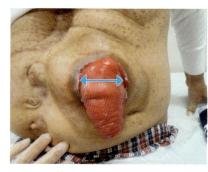 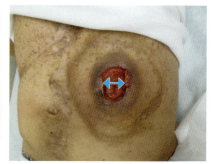

図27 ● 脱出時と還納時のストーマサイズの比較
脱出時のストーマ径のサイズは大きくなり（左）、還納すると小さくなる（右）。そのため装具の面板ストーマ孔のカットは脱出時の最大径をもとに行う。

- 傍ストーマヘルニアの腹壁にそうように面板の外縁をカットする（図28）。ストーマヘルニアベルトを着用するときは、仰臥位でヘルニアを還納した状態で行う（図29）。

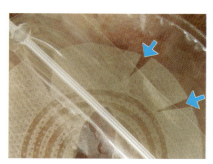 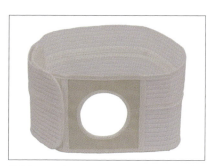

図28 ● 面板の外縁のカット　　図29 ● ストーマヘルニアベルトの着用

●引用・参考文献

1）ストーマリハビリテーション講習会実行委員会編．"消化管ストーマの合併症"．ストーマリハビリテーション：実践と理論．東京，金原出版，2006，51-7．
2）山本由利子．"合併症が起きたときのストーマ装具は？"．あなたならどうする？ストーマ装具選択のポイント．大阪，メディカ出版，2003，89-97．
3）日本ストーマリハビリテーション学会編．ストーマリハビリテーション学用語集．第2版，金原出版，2003，169p．
4）穴澤貞夫ほか編．ストーマ装具選択ガイドブック：適切な装具の使い方．東京，金原出版，2012，167p．
5）熊谷英子．ストーマ旁ヘルニアが生じた場合．消化器外科ナーシング．16（2），2011，147-58．

分類別ストーマ装具索引

構造分類	亜分類	仕様	製品名（メーカー名）※分類ごとに五十音順
システム	消化管用（→p.10）		イレファイン®・Dキャップ（アルケア）
			エスティーム®クローズパウチ（コンバテック）
			センシュラ ミオ1（コロプラスト）
			ニューイメージSFF（ホリスター）
			ニューイメージロックンロール（ホリスター）
			ノバ1 マキシフォールドアップ（ダンサック）
	尿路用（→p.12）		アクティブライフ®ウロストミーパウチ（コンバテック）
			セルケア®1・Uc（アルケア）
			センシュラ ミオ2 ウロ（コロプラスト）
			センシュラ ミオ2 プレートライト（コロプラスト）
			モデルマフレックスFTウロ（ホリスター）
	単品系（→p.14）		エスティーム® インビジクローズ® ドレインパウチCVX（コンバテック）
			センシュラ ミオ1 ウロライト（コロプラスト）
			ノバライフ（ダンサック）
			モデルマフレックスFT凸面ウロ（ホリスター）
			ユーケアー®・TD（アルケア）
	二品系（→p.16）		セルケア®2・F（アルケア）
			セルケア®2・TDf（アルケア）
			セルケア®2・Cf（アルケア）
			セルケア®2・BC（アルケア）
			センシュラフレックスプレート（コロプラスト）
			センシュラフレックスバッグ（コロプラスト）
			センシュラフレックスミニ（コロプラスト）
			デュラヘーシブ®ナチュラ M フランジ（コンバテック）
			ニューイメージFTF（ホリスター）
			ニューイメージイレオストミーパウチ（ホリスター）
			ニューイメージミニクローズ（ホリスター）
			ニューイメージロックンロール（ホリスター）
			ニューイメージロックンロール肌（ホリスター）
			バリケア®ナチュラインジビクローズ®ドレインパウチ（コンバテック）
面板	面板の形状	平面型（→p.18）	ニューイメージ（ホリスター）
			フレキシマ® アクティブ Midi（ビー・ブラウン）
		凸面型（→p.19）	《浅い凸》
			イレファイン®（アルケア）
			《中間の凸》
			アシュラ セルフプレート LC（コロプラスト）
			コンベックス リング（ダンサック）
			セルケア®（アルケア）
			センシュラ ミオ1 ソフト（コロプラスト）

分類別ストーマ装具索引

構造分類	亜分類	仕様	製品名（メーカー名）　※分類ごとに五十音順
			センシュラ ミオ1 ライト（コロプラスト）
			センシュラ1プラス（コロプラスト）
			ニューイメージ凸面（ホリスター）
			ノバライフ コンベックス（ダンサック）
			ノバライフ フィット（ダンサック）
			フレキシマ®（ビー・ブラウン）
			プロケアー®（アルケア）
			モデルマフレックス凸面（ホリスター）
			やわぴた（ホリスター）
			ユーケアー®1（アルケア）
			ユーケアー®2（アルケア）
			《深い凸》
			アクティブライフ®ドレインパウチCD（コンバテック）
			アシュラ コンフォートコンベックス（コロプラスト）
			アシュラ セルフプレート AC（コロプラスト）
			センシュラミオ1 ディープ（コロプラスト）
			デュラヘーシブ®ナチュラCフランジ（コンバテック）
			デュラヘーシブ®ナチュラMCフランジ（コンバテック）
			フレキシマ® 3S ベースプレート コンベックス（ビー・ブラウン）
	面板の構造（→p.22）	テーパーエッジ（→p.22）	セルケア®2・F（アルケア）
			センシュラ2（コロプラスト）
			センシュラ ミオ（コロプラスト）
			バリケア®ナチュラ フランジ（コンバテック）
			ノバ（ダンサック）
			モデルマフレックスSF（ホリスター）
			ユーケアー®2・F（アルケア）
		外周テープ付き（→p.24）	ニューイメージFWFテープ付き（ホリスター）
			バリケア®ナチュラハイドロフランジ（コンバテック）
			カラヤ5（ホリスター）
			プロケアー®2・FA（アルケア）
	面板の柔軟性	柔らかい（→p.26）	エスティーム® インビジクローズ® ドレインパウチ（コンバテック）
			センシュラ ミオ1（コロプラスト）
			ノバライフ1（ダンサック）
			モデルマフレックスSFロックンロール（ホリスター）
		やや硬い（→p.28）	エスティーム シナジー®ハイドロウェハー（コンバテック）
			センシュラフレックス プレート（コロプラスト）
			ニューイメージFWFテープ付（ホリスター）
			ノバライフ2 リング（ダンサック）
		硬い（→p.30）	ユーケア®2・F（アルケア）
			センシュラ2 プレート（コロプラスト）
			バリケア®ナチュラ フランジ（コンバテック）

分類別ストーマ装具索引

構造分類	亜分類	仕様	製品名（メーカー名）　※分類ごとに五十音順
			バリケア®オートロックフランジ（コンバテック）
	皮膚保護材の耐久性	短期用（→p.32）	イーキン®パウチ フラットドレナブル（イーキン）
			エスティーム®モルダブル（コンバテック）
			ノバ1 フォールドアップ（ダンサック）
			ユーケアー®・TD（アルケア）
		中期用（→p.35）	《単品系》
			エスティーム® インビジクローズ® ドレインパウチ中長期（コンバテック）
			セルケア®1・TD（アルケア）
			センシュラ1（コロプラスト）
			《二品系》
			セルケア®2・F（アルケア）
			ニューイメージFFF（ホリスター）
			バリケア®ナチュラ ソフト M フランジ（コンバテック）
		長期用（→p.39）	《単品系》
			エスティーム® インビジクローズ® ドレインパウチCVX（コンバテック）
			センシュラ ミオ1 ライト（コロプラスト）
			モデルマフレックスFT凸面ロックンロール（ホリスター）
			《二品系》
			センシュラ2 Xproプレート（コロプラスト）
			デュラヘーシブ®ナチュラフランジ（コンバテック）
			ニューイメージFTF（ホリスター）
	ストーマ孔	既製孔（→p.48）	セルケア®2・Fc（アルケア）
			ノバ1 イレオストミーX5（ダンサック）
			ユーケアー®・TD（アルケア）
		自由開孔（→p.50）	センシュラ1（コロプラスト）
			センシュラ2 プレート（コロプラスト）
			ノバ1 マキシ フォールドアップ（ダンサック）
			ノバライフ2 リング（ダンサック）
			ユーケアー®・TD（アルケア）
		自在孔（→p.52）	ニューイメージFFFテープ付き（ホリスター）
			ノバ2 ソフトコンベックスリング（ダンサック）
			バリケア®ナチュラM フランジ（コンバテック）
面板機能補助具	補助具（アクセサリー）（→p.55）		アダプト皮膚保護シール（ホリスター）
			《板状皮膚保護剤》
			アダプト皮膚保護凸面リング（ホリスター）
			セルケア®・ウエハー（アルケア）
			ブラバ スティックペースト（コロプラスト）
			《用手成形皮膚保護剤》
			Cohesive®イーキン ストーマラップ（イーキン）
			ブラバ モルダブルリング（コロプラスト）
			コンバテック シール（コンバテック）

分類別ストーマ装具索引

構造分類	亜分類	仕様	製品名（メーカー名）　※分類ごとに五十音順
			ダンサックシール（ダンサック）
			《練状皮膚保護剤》
			ソフトペースト（ダンサック）
			プロケアー®MFパテ（アルケア）
			プロケアー®ペースト（アルケア）
	ベルトタブ	ある（→p.58）	センシュラミオ2 プレート（コロプラスト）
			ニューイメージロックンロール（ホリスター）
			ノバ2 フォールドアップ（ダンサック）
			バリケア®ナチュラ インビジクローズ®（コンバテック）
		ない（→p.59）	セルケア®1（アルケア）
			セルケア®2・F（アルケア）
			セルケア®2・TDf（アルケア）
			センシュラ フレックスプレート（コロプラスト）
			ノバ1 フォールドアップ ソフトコンベックス（ダンサック）
フランジ	フランジの構造	固定型（→p.60）	センシュラ2 プレート（コロプラスト）
			デュラヘーシブ®ナチュラフランジ（コンバテック）
			バリケア®オートロックフランジ（コンバテック）
			バリケア®ナチュラM フランジ（コンバテック）
		浮動型（→p.62）	セルケア®2・F（アルケア）
			ニューイメージFTF（ホリスター）
			ノバ2 リング（ダンサック）
			ユーケアー®2・F（アルケア）
	接合方式	嵌め込み式（→p.64）	セルケア®2・F（アルケア）
			セルケア®2・TDf（アルケア）
			デュラヘーシブ®ナチュラフランジ（コンバテック）
			ノバ2 フォールドアップ（ダンサック）
			ノバ2 リング（ダンサック）
			バリケア®ナチュラインビジクローズ®ドレインパウチ（コンバテック）
		ロック式（→p.66）	センシュラ2 バッグ（コロプラスト）
			センシュラ2 プレート（コロプラスト）
			バリケア®オートロックフランジ（コンバテック）
		粘着式（→p.68）	エスティーム シナジー® インビジクローズ® ドレインパウチ（コンバテック）
			エスティーム シナジー® ハイドロウェハー（コンバテック）
			センシュラ フレックス バッグ（コロプラスト）
			センシュラ フレックス プレート（コロプラスト）
ストーマ袋	ストーマ袋の構造	閉鎖型（→p.70）	エスティーム® クローズパウチ（コンバテック）
			コロプラストロックパウチUM®（コロプラスト）
			ノバライフ1 クローズ（ダンサック）
			モデルマフレックスSFクローズ（ホリスター）
			ユーケアー®・Cc（アルケア）
		開放型（→p.72）	センシュラ1（コロプラスト）

分類別ストーマ装具索引

構造分類	亜分類	仕様	製品名（メーカー名）※分類ごとに五十音順
			ノバ2 フォールドアップ（ダンサック）
			ポスパック・K（アルケア）
			モデルマフレックスFTイレオストミーパウチ（ホリスター）
	ストーマ袋の色	透明・半透（→p.74）	アクティブライフ® ドレインパウチST-2（コンバテック）
			アシュラ ウロバッグU・FitクリアーLC（コロプラスト）
			セルケア®1・TD（アルケア）
			ニューイメージロックンロール（ホリスター）
			ノバ1 フォールドアップX3（ダンサック）
		肌色（→p.76）	センシュラ2 フレックスバッグ（ナチュラル）（コロプラスト）
			ノバライフ1（ダンサック）
			ノバライフ2 オープン（ダンサック）
			モデルマフレックスSFロックンロール肌（ホリスター）
			ユーケアー・TD（アルケア）
		白色（→p.78）	アシュラ ウロバッグ UC・Fit クリアーLC（コロプラスト）
			アシュラ ロックパウチ UC・Fit（コロプラスト）
			イージフレックス キッズバッグ EC・C（コロプラスト）
			プロケアー®1・フリーカット D（アルケア）
	閉鎖具	閉鎖具一体型（→p.80）	セルケア®1・Dキャップ（アルケア）
			セルケア®1・TD（アルケア）
			センシュラ1 イレオ（コロプラスト）
			センシュラ ミオ1（コロプラスト）
			ノバ イレオストミーX5（ダンサック）
			バリケア®ナチュラ イレオストミーパウチ（コンバテック）
			モデルマフレックスFTイレオストミーパウチ（ホリスター）
			やわぴた（ホリスター）
		閉鎖具分離型に使用する排出口閉鎖具（→p.82）	アシュラドレインクリップ（コロプラスト）
			イレファイン®・D（アルケア）
			クランプ（ダンサック）
			ドレインストッパー肌（ホリスター）
			ドレナブルクリップ（アルケア）
			《クリップ（カーブのない形状）》
			アクティブライフ®ドレインパウチST-2（コンバテック）
			《クランプ》
			センシュラ2 イレオ（コロプラスト）
			《ワイヤークリップ》
			バリケア®ワンピース ドレインパウチ小児用（コンバテック）
		その他（→p.84）	事務用クリップ：プロキシマ®プラス（ビー・ブラウン）
			輪ゴム：ポスパック・K（アルケア）

INDEX

あ
アセスメント……………………93
アセスメント項目………………94
板状皮膚保護剤…………………55

か
外周テープ付き面板……………24
回腸ストーマ………10、28、30、92
開放型……………………………72
活動量の変化…………………127
合併症…………………………130
既製孔……………………………48
仰臥位での評価………………106
クランプ…………………………83
クリップ……………………82、83
経済的な問題…………………113
結腸ストーマ……………………90
結腸ストーマ用……10、26、28、30
固定型……………………………60

さ
座位前屈位……………………105
座位前屈位での評価…………108
座位での評価…………………108
色調変化………………………131
自在孔……………………………52
事務用クリップ…………………85
自由開孔……………………50、91
出血……………………………138
術直後……………………………90
消化管用…………………………10
白色………………………………78
スキントラブル…………………22
ストーマ・フィジカルアセスメント
　　ツール……………………106
ストーマ壊死…………………131
ストーマ周囲皮膚の観察………97
ストーマ周囲皮膚の洗浄………96
ストーマ静脈瘤………………138
ストーマ装具選択基準……………8
ストーマ装具選択に必要な装具分類……8
ストーマ脱出…………………140
ストーマ粘膜皮膚接合部離開……135

ストーマの形状………………107
ストーマサイズ…………107、114
ストーマの状態………………102
ストーマの高さ………………107
ストーマ浮腫…………………133
精神的受容……………………105
正中創……………………………98
接合部……………………………16
接合方式…………………………30
セルフケア能力の変化………127
全面皮膚保護剤…………………22
早期合併症……………………130

た
体型の変化……………………126
体重減少…………111、119、121
体重増加………………………116
脱臭フィルター…………………70
短期用……………………………32
単品系………………14、26、92
中期用……………………………35
長期用……………………………39
テーパーエッジ…………………22
透明……………………………74
凸型嵌め込み具…………………19
凸面型面板………………………19
ドレーン………………………100
ドレナージバッグ……………101

な
二品系………………16、28、92、93
尿路用……………………………12
認知症…………………………128
練状皮膚保護剤…………………55
粘着式………………………28、68
粘着性ストーマ装具の分類………8

は
排出口…………………………10、12
排出口閉鎖具………………82、84
肌色………………………………76
嵌め込み式………………………64
晩期合併症……………………130
半透明……………………………74

必要物品…………………………95
皮膚トラブル……………………24
皮膚保護剤………………………91
腹水……………………………124
腹部の状態……………………103
浮動型………………62、92、93
フランジ………60、62、64、66、68
閉鎖型……………………………70
閉鎖具一体型……………………80
閉鎖具分離型……………………82
平面型面板………………………18
ベルトタブ…………………58、59
ヘルニア嵌頓…………………142
膨潤……………………………39
傍ストーマヘルニア………24、142
ホールカット……………………50

ま
面板孔のサイズ………………104

や
やや硬い面板……………………28
柔らかい面板………………26、91
用手成形皮膚保護剤……………55

ら
ロック式…………………………66

わ
ワイヤークリップ………………83
輪ゴム……………………………84

154

■監修者略歴

熊谷　英子（くまがい　えいこ）
むらた日帰り外科手術・WOCクリニック勤務　統括看護部長／皮膚・排泄ケア認定看護師

1981年4月	東北大学医学部附属病院　勤務
1986年4月	東北大学医学部附属病院　第一外科ストーマ外来担当
1995年4月	東北大学医学部附属病院　副看護師長
2000年	日本看護協会　皮膚・排泄ケア認定看護師
2003年	東北大学病院　全国ではじめてのWOCセンター開設　専任
2010年3月	東北大学大学院医学系研究科　障害科学専攻内部障害学分野 博士課程前期2年過程修了　修士（障害科学）
2014年4月	むらた日帰り外科手術・WOCクリニック勤務　統括看護部長 東北大学大学院医学系研究科　非常勤講師

現在に至る

■役員関連

日本ストーマ・排泄リハビリテーション学会　評議員
日本褥瘡学会　評議委員
日本創傷・オストミー・失禁管理学会　評議委員
宮城県ストーマケアに関する災害対策委員会　副委員長
宮城県皮膚・排泄ケア認定看護師会　代表世話人

■受賞

2007年　第24回日本ストーマ・排泄リハビリテーション学会　学会賞受賞
2008年　日本オストミー協会より感謝状授与
2010年　第27回日本ストーマ・排泄リハビリテーション学会　会長賞・学会賞受賞

本書は、小社刊行の雑誌『消化器外科NURSING』2013年2号特大特集「キー装具から知ろう！ ストーマ装具選択のための特徴はやわかり帳」と、『消化器外科NURSING』2014年2号特集「管理時期別でまるわかり＆合併症が起こっても慌てない！ ストーマ装具選択のポイント」を加筆・修正し、単行本化したものです。

ストーマ装具選択がサクサクできる本－キー装具と症例で理解する

2016年11月10日発行　第1版第1刷
2024年3月20日発行　第1版第6刷

監　修　熊谷　英子
発行者　長谷川　翔
発行所　株式会社メディカ出版
　　　　〒532-8588
　　　　大阪市淀川区宮原3-4-30
　　　　ニッセイ新大阪ビル16F
　　　　http://www.medica.co.jp/
編集担当　山田美登里
装　幀　株式会社くとうてん
イラスト　加藤陽子
印刷・製本　株式会社シナノ パブリッシング プレス

© Eiko KUMAGAI, 2016

本書の複製権・翻訳権・翻案権・上映権・譲渡権・公衆送信権（送信可能化権を含む）は、(株)メディカ出版が保有します。

ISBN978-4-8404-5826-9　　　　Printed and bound in Japan

当社出版物に関する各種お問い合わせ先（受付時間：平日9：00〜17：00）
●編集内容については、編集局 06-6398-5048
●ご注文・不良品（乱丁・落丁）については、お客様センター 0120-276-115